물의 요가 오다카

ओदक

물의 요가
오다카

ODAKA YOGA FRANCESCA CASSIA – ROBERTO MILLETTI
프란체스카 카시아, 로베르토 밀레티 지음
김서지 옮김

흐르는 삶

I

프란체스카 카시아 - 로베르토 밀레티

로베르토 밀레티$^{Roberto\ Milletti}$ 와 프란체스카 카시아$^{Francesca\ Cassia}$ 는 오다카 요가 $^{Odaka\ Yoga}$ 의 공동 창립자이다. 오다카 요가는 바다와 파도의 움직임에서 영감을 받아 탄생한 혁신적인 요가 방식이다. 무사도·선종·요가를 결합한 오다카 요가는 변화와 적응력, 그리고 내면의 힘에 대한 원리를 신체와 감정으로 표현한다. 또한, 숙련된 오다카 강사들은 요가 얼라이언스 인증 오다카 티처 트레이닝 과정을 통해 미국, 호주, 유럽, 일본 등 전 세계에 오다카 요가를 알리고 있다. 티처 트레이닝 과정은 10년 이상 진행되고 있으며, 이를 통해 현대 요가를 확산시켜 나가고 있다.

텍스트 편집 윤진서 (SU)
사진 알레산드로 시지스몬디 $^{Alessandro\ Sigismondi}$

목차

	08	추천사
	21	서문
	24	편집자의 말

26 전사의 정신 | 중심 잡힌 삶

27　선과 오다카 요가. 현대적 수련에 담긴 선종 철학
31　수련 중 생겨나는 멈춤의 순간, 찰나
35　도道로서 요가
38　마음이 존재하지 않는 상태, 요가에서의 무심
44　현재에서 중심을 잡는 수련, 잔심
49　복부 단전, 선 전사의 부동의 중심
58　중심 잡힌 수련, 애쓰지 않음

64 파도의 움직임 | 움직임에서의 유동성

67　오다카와 파도: 기원으로의 귀환
71　물과 움직임: 인생이라는 춤과 함께 흐르는 법
81　유연한 몸과 마음: 뻣뻣함 풀어내기
84　중심으로부터 움직이기: 유동성과 안정성
86　지금, 유동적으로 움직이기: 변화의 중요성
89　파도의 움직임: 애쓰지 않도록 도와주는 유동성
90　유동성과 변화: 삶의 방식
93　요가에서 직선을 구부리기
　　: 물의 움직임과 나선의 움직임

99	생체 역학과 파동 운동
102	모든 것이 쉬워지는 파도의 움직임
106	아사나: 다섯 가지 파도의 움직임과 두 가지 조류의 움직임

114	**프라나의 힘 ǀ 심장의 리듬**
117	우주의 진동, 스판다
119	리듬의 본질: 극단 사이의 진동
125	극단 사이에서 리듬에 맞춰 살아가기: 균형과 변화
130	긴장과 이완: 자아가 개입하는 방식
133	프라나의 움직임, 그리고 노력의 부재
137	근막 밴드: 움직임에서의 바운스
144	수련을 위한 팁
148	기본 템플릿
150	아사나 그룹에 따른 구분
150	전굴 아사나
150	고관절 여는 아사나
150	서서 하는 아사나
151	균형 아사나
151	트위스트 아사나
152	후굴 아사나
152	암 밸런스 아사나

154	한국 독자 여러분께 드리는 진심 어린 편지

ⓒ FLOW LIFE PRESS 2025

추천사

이 책은 모두를 위한 필독서이다. 속도를 강조하는 현대 사회에서 로베르토와 프란체스카는 우리에게 중요한 점을 상기시킨다. 자기 자신에게 진실할 것. '온화한 전사'라는 개념은 단순하지만 획기적이다. 이 책에는 현대를 살아가는 진정한 전사의 말과 그림, 그리고 경험이 담겨있다. 우리 안에 있는 액체라는 삶의 본질로 이동하며 그 여정을 즐기시기를.

클라이브 메이휴 Clive Mayhew

...

몇 년 전 시드니에서 열린 호주 요가 콘퍼런스에서 로베르토 밀레티 선생님을 처음 만났다. 선생님을 만났을 때, '진정한 사랑의 전사'라는 인상을 받았다. 마치 진정한 요기 앞에 선 느낌이었다. 그의 눈빛과 움직임으로부터 내면의 힘이 느껴졌고 깊은 곳에서부터 기품이 넘쳐흘렀다. 나는 로베르토와 전생에 전사와 수호자의 정신을 나누었음을 서로 느꼈다. 그렇기에 우리는 오랜 세월 유대감을 느끼고, 우정을 지킬 수 있었을 것이다. 로베르토가 물 흐르듯 열정적으로 움직이는 모습을 본 적이 있는데, 그때 그에게서 액체가 공명하며 고귀한 생명력이 생겨나는 것을 느낄 수 있었다. 깨달음을 전하며 세상에 봉사하는 그들의 강한 생명력과 놀라운 보디워크를 통해 세상에 남기는 시에 기립박수를 보낸다. 그들은 이 세상에 꼭 필요한 '연속체'와 '연결성'이라는 꽃을 피울 것이다.
대가에게 존경을 표합니다.

요가 아트 시스템 Yogic Arts System 크리에이터
덩컨 Duncan 선생님
www.yogicarts.com

...

로베르토와 프란체스카는 요가의 심오한 가르침을 놀라울 정도로 가볍게 전달한다. 이를 통해, 각자 고유한 방식으로 삶의 보편적인 원리를 탐구하고 경험할 수 있도록 독려한다. 한편, 세상에는 대지를 착취하는 소비주의와 이기주의, 그리고 건강하지 않은 선택지로 가득 차 있다. 이 책은 이와 같은 현실에 새로운 대안을 제시하는 선물과도 같은 책이다. 이 책을 통해 많은 영감을 받아 자신에게 가장 분명한 문제가 무엇인지 발견하고 나면 강한 정신력과 전사의 용기로 그 문제에 뛰어들어 전념할 수 있을 것이다. 로베르토와 프란체스카는 수련자와 독자들에게 비판 없이 진실한 삶을 살 수 있도록

도우며, 더 나아가 요가의 기술을 이해하고 이를 삶에 적용하여 지속 가능한 선택을 할 수 있도록 동기를 부여한다. 그들의 요가에 대한 접근법은 전체론적이며 현대적이다. 또한, 절대적인 도그마를 외치지 않는다. 무조건적인 사랑과 무한한 기쁨, 살아있는 모든 존재의 신성한 일체감을 경험하고 싶은 사람이라면 누구에게나 이 접근법은 열려 있다. 실로 행복감을 주는 실용적인 책이다.

가브리엘라 보치크 Gabriella Bozic

…

로베르토 선생님과 프란체스카의 움직임을 보면 감탄이 끊이지 않는다. 이들을 매우 존경하기에 이 책에 추천사를 남기게 되어 매우 영광이다. 전사의 삶은 우아하고 부드럽지만 그 핵심에는 변치 않는 진실함과 강력한 힘이 담겨 있다. 전사는 어떤 상황에서도 중심을 잃지 않고 물처럼 유연하고 적절하게 대응하며, 다양한 형태로 변화한다. 전사는 물처럼 자연스럽고 편안하게 움직이지만, 삶의 원리만큼은 견고하여 흔들리지 않는다. 이 책 **"물의 요가 오다카"**에서는 삶의 철학과 열정을 다양한 은유로 풍부하게 담아낸다.

과거 일본은 지금처럼 요가의 인기가 높지 않았는데, 그 당시부터 나의 선친은 요가를 가르치기 시작하셨고, 덕분에 나는 아버지로부터 아사나를 배우며 일찍이 요가를 시작하게 되었다. 그리고 나 또한 아버지의 발자취를 따라 요가를 가르치게 되었고, 어느새 20년이라는 세월이 흘렀다. 그렇게 요가에 깊이 빠져들었지만, 요가 아사나로부터 오랫동안 위화감을 느낀 것도 사실이다. 요가 철학은 모든 신성한 생명체와 연결되고 해방되어 자아실현을 이루는 것을 찬양하는 한편, 정작 아사나라는 이름 아래 표현되는 동작들은 너무나 직선적이고 각져 있으며 한계가 존재한다는 느낌을 받았기 때문이다. 즉, 영적 해방을 목표로 삼는 요가는 행복감을 주는데 반해, 아사나 수련은 오히려 엄격하다는 점에서 이질감을 느꼈다. 한편, 그동안 기공과 태극권에서 유연하게 흐르는 파도의 움직임에 엿보이는 파도의 움직임에 매료되어 이를 이끌어내고자 노력했다. 기공과 태극권에서는 요가와는 다른 감동과 매력을 발견했고, 이 아름다움을 나의 요가 수련과 교수법에 통합할 방법을 모색해 왔다. 지난 15년간, 내 안에는 더 유연하고 부드러우며 우아한 아사나의 개념이 뿌리를 내리고 있었고, 아사나를 통한 움직임을 멈추었을 때도 그 안의 생명력은 계속해서 흐름을 느꼈다. 이러한 아사나는 움직이지 않는 상태에서도 고요히 의식이 깨어 있다.

그렇게 아사나 수련을 발전시키던 와중, 2009년에 열린 요가 에이드 행사에서 로베르토 선생님과 프란체스카 카시아를 만났다. 그리고 그들이 나와 동일한 요가 철학과 개념을 공유하고 있다는 사실을 알고 크게 놀랐다. 그리고 그 개념은 '선한 전사의 길'이었다. 그곳에서 나는 그들의 아사나로부터 아름답고 유동적인 움직임을 느꼈다. 물론, 로베르토 선생님과 프란체스카가 표현하는 방법론은 나와 달랐지만 핵심만큼은 같다는 점은 느꼈다.

우리가 요가 철학을 공부하다 보면, 몸과 마음은 자연의 일부라는 것을 배운다. 모든 존재는 서로 연결되어 있고 우리는 단지 공동체 의식에 의해 나타나는 우주의 변화 중 일부일 뿐이다.

하지만, 우리는 일상에서 탐욕에 사로잡혀 욕망을 충족시키다 보면 결국에 자기애라는 작은 감옥에 갇히기도 한다. 사리사욕을 추구하다 보면, 타인에게 피해를 주거나 조화를 깨뜨리기 쉬우며, 결국엔 내면의 장애나 깊은 갈등까지도 초래한다. 요가는 집착을 버리고 '무심' 또는 순수한 의식의 상태에 도달함으로써 우리 안에서 생겨나는 자연스러운 흐름에 자신을 맡기는 것이 얼마나 가치 있는가를 가르쳐 준다.

그렇다면 왜 가치 있는 것일까? 사실, 자연의 흐름에 운명을 맡긴 채 살아야 한다는 말을 들으면 영혼 없이 습관과 타성에 젖어 무기력하게 살면서, 삶에 대한 의욕이나 활력 없이 삶을 체념하라는 이야기로 들릴지도 모른다. 하지만 사실은 그렇지 않다. 오히려, 자연에 운명을 맡겨야만 자신을 비운 채 '무심 無心'의 상태에 이를 수 있다. 그로 인해, 우리는 내면으로부터 더 완전하고 활기차게 살기 위한 열정과 에너지를 이끌어낼 수 있다. 이것은 요가뿐만 아니라 동양의 모든 방법론에 존재하는 역설이다. 우리가 마음을 비워야 비로소 소용돌이의 중심에서 강력한 에너지가 뿜어져 나와 이를 활용할 수 있게 된다. 인도에서는 스와디스타나 차크라 chakra, 중국에서는 단전 丹田, 일본에서는 하라 はら, 한국에서는 단전이라고 이름

만 달리 부를 뿐, 이 중심에서 분출되는 에너지가 바로 우리가 여기에서 말하는 '선한 전사의 길'의 요소이다.

　　　　요가 철학에서는 잠재되어 있는 미묘한 에너지의 중심을 '차크라'라고 부른다. 그리고 이 에너지 중심은 몸과 마음을 연결한다. 첫 번째 차크라는 골반 기저부에 있으며 원소로는 흙에 해당한다. 두 번째 차크라는 하복부에 위치하며 원소는 물에 해당한다. 세 번째 차크라는 배꼽에 위치하며 불의 원소를 가지고, 네 번째 차크라는 심장에 있으며, 공기 원소에 해당한다. 목 부분에 위치한 다섯 번째 차크라는 에테르에 해당한다. 한편, 물과 액체를 상징하는 두 번째 차크라는 중요한 에너지원이다. 대부분의 요가 강사들은 필수적인 에너지원 역할을 하는 이 에너지의 원천이 어디에 위치하는지는 잘 이야기하지 않는다. 반면, 로베르토 선생님과 프란체스카 카시아 선생님은 두 번째 차크라에 있는 이 원천, 즉, 중심으로부터 움직이는 것의 중요성을 지속적으로 강조한다. 로베르토 선생님은 유럽에서 가라데 수련의 정점에 오르는 동안 직관적으로 이 같은 지식을 스스로 습득했음에 틀림없다. 나는 그가 스스로를 발전시키기 위해 이 파동을 활용하면서 자연스럽게 이러한 인식을 갖게 되었다고 생각한다. 마음을 비움으로써 그는 중심 깊은 곳에서 생성되는 물의 에너지에 자신의 삶을 맡길 수 있게 된 것이다.

　　　　선한 전사의 길의 능수능란한 힘을 마치 의인화해놓은 듯한 로베르토 선생님과 프란체스카 카시아는 이 책에서 우리의 몸과 마음을 가장 잘 활용하는 방법과 더불어 어떻게 하면 가장 품위 있게 살아갈 수 있는지에 대해서 탁월한 지침을 제시한다. 그가 요가를 통해 선보이는 놀라운 감각으로 우리의 요가에 대한 이해가 깊어지길 바란다. 이들의 책은 우리 영혼이 갈망하는 자양분을 제공하고, 멋진 삶을 살아갈 수 있는 통찰력을 선사한다. 로베르토 선생님과 프란체스카 카시아, 그리고 두 사람의 예술이자 신념인 "선한 전사의 길"에 깊은 존경과 사랑을 보낸다.

2012년 4월 일본 도쿄에서
와타모토 아키라

...

로베르토와 프란체스카 선생님의 물의 요가를 어떻게 잊을 수 있을까. 누군가에게 오다카 요가의 움직임은 즉흥적인 동작처럼 보일 수 있지만 사실은 고심의 시간을 통해 만들어진 창의적인 움직임이다. 또한, 오다카의 움직임에는 파도의 역동성과 깊은 바다의 심오함이 담겨있어, 힘과 우아함이 만나 그리는 시적인 춤과도 같다. 선생님은 마치 아도니스•와 오케아노스••의 부활과도 같다고 느껴진다.

인생의 흥망성쇠는 파도의 오르내림을 닮았다. 파도 같은 유선적인 움직임으로 유명한 로베르토 선생님과 프란체스카의 현대 요가는 파도의 힘을 활용하여 내면의 힘이 자유롭게 흐르도록 하며,

---

● **아도니스** 미와 사랑의 여신인 아프로디테의 연인
●● **오케아노스** 가이아의 아들이자 바다의 신

유연함과 유동성을 기반으로 인생의 오르내림 또한 평안하게 포용하는 방법을 탐험할 수 있도록 돕는다. 그렇게 우리는 저항하지 않고 변화한다. 삶의 기복을 만났을 때, 우리가 대처해야 할 방식은 이와 같지 않을까? 선생님이 말씀하신 것처럼 항상 액체처럼 유연하게, 그리고 유동적으로 움직이는 적응력을 갖추어야 한다.

파도에 대한 비유는 여기에서 끝나지 않는다. 프라나야마의 기초를 구성하는 세 가지, 들숨과 날숨, 그리고 쿰바카 숨참기 는 마치 바다 위 파도와도 같다. 들숨은 상승하는 파도, 날숨은 하강하는 파도인 것이다. 변화하고 멈추는 우리의 호흡은 마치 변화하는 파도를 닮아 있다. 다음 움직임을 위해 에너지를 저장하는 것이다. 하지만 궁극적인 프라나야마는 이 모든 것을 초월한다. 프라나야마 뒤에 있는 진정한 에너지, 즉 지속적인 프라나가 바로 그것이다. 이는 해수면이 파도 너머, 깊은 해저로 잠수하는 것과도 같다. 호흡의 리듬을 따라 소용돌이처럼 몸을 위아래로 움직이다 보면, 즉흥적인 움직임이 일어나며, 어지러움과 의식이 혼재하다가, 곧 무의식과 행복으로 가득 찬 몰입에 이르게 된다. 바다에 몸을 담근 우리는 자연과 하나가 된다. 물의 요가를 통해 선생님이 전하는 지혜는 무종삼매 無種三昧, Nirbija samadhi 로 가는 길을 밝힌다.

대가 두 분께 이 책의 출판을 축하드린다. 요가를 통해 자연과 왈츠를 추며, 풍경의 울림을 전하고, 심지어는 고요함 속에서도 에너지와 열정을 뿜어내는 모습은 얼마나 즐거워 보이는지. 더불어, 독자 여러분들에게도 축하를 전한다. 요가의 여정이 주는 정신적인 행복감은 엄청나기에. 내가 그러했듯, 여러분도 이 책을 통하여 평온함과 지혜, 그리고 사랑을 찾기를.

중국 요가 얼라이언스 및 홍콩 요가 협회
딕슨요가의 설립자 겸 회장
딕슨 라우 Dickson Lau 선생님

…

로베르토 밀레티와 프란체스카 카시아는 새로운 형태의 정치·사회 운동가이다. 이들은 세상을 바꾸거나, 다른 사람의 흠을 잡거나, 부당한 법에 분노하여 항의하는 데에는 관심이 없다. 대신 그들은 급진적인 혁명을 이끌기로 결정한다. 이 요기 두 명은 긍정적인 영향을 미치는 세계 지도자가 된다는 것이 무엇을 의미하는지 그 비밀을 깨달은 것 같다. 그들은 말보다는 행동으로 이야기한다. 시적인 춤으로 우리를 황홀하게 하며, 행동으로 실천한다. 우리 자신이 먼저 변해야 한다는 절박한 메시지를 아름답게 노래하면서 말이다. 나는 이들이 혁명가라고 생각한다. 삶과 자연계의 연결성을 다시 발견하고자 자신의 삶을 바쳐 내면 깊이 빠져들어갔기 때문이다. 우리는 전 세계적 위기와 의식의 전환이라는 교차점 위에서 살아가고 있다. 로베르토 밀레티는 13세에 요가, 무술, 선의 세계로 여행을 시작했고 자연의 움직임을 찬양하는 창의적인 현대 요가를 20년이 넘는 기간 동안 지속적으로 개발해 왔다. 그는 마치 연금술사처럼 남성성과 여성성을 결합하여 물의 춤이라는 새로운 형태를 보여주는 용기를 보였다. 이 춤은 결코 멈추지 않으며, 계속해서 영원한 현재로 흐른다. 이 우아하고 정신적인 전사는 어머니 대지의 모습을 한 여신의 수호자일 뿐 아니라 그 여신과 함께 창조자이기도 하다.

    로베르토와 프란체스카는 밀물과 썰물의 비밀을 통달한 스승으로서 자신 안의 잠재력은 물론, 그 잠재력을 발휘할 수 있는 무한한 형태를 발견하도록 격려한다. 인간으로서 우리는 지구와 조화롭게 살 수 있는 능력을 잃었고, 상상력과 야생성도 잃었다. 우리가 동물을 노예처럼 착취했듯이 우리도 그렇게 길들여졌고, 우리가 댐으로 강을 막고, 호수를 오염시켰듯 우리 또한 그렇게 정체되고 멈추게 되었다. 로베르토 선생님과 프란체스카는 자연을 이용하고 착취하거나, 교리를 외치고 엄격한 통제를 한다고 참된 기쁨을 얻을 수 있는 것이 절대 아니며, 삶의 완벽함을 포용해야만 그 기쁨을 영원히 얻을 수 있다는 사실을 상기시켜 준다. 바로 그들의 존재를 통해서 말이다. 자연과 함께 흐르면서 생겨나는 야생적이고 황홀한 물의 경험을 통해서 이를 느낄 수 있을 것이다. 영원함은 현재 진행 중이며, 대가 로베르토와 프란체스카는 황홀하게도 여전히 그들의 파도를 타고 있다.

지바묵티 요가 공동 창시자
샤론 개넌 Sharon Gannon

요가가 나에게 어떤 의미인지 생각해 보면, 자기 관찰과 더불어 내 몸에서 일어나고 있는 일을 인식할 수 있는 기회임을 떠올리게 된다. 생각과 감정의 질주에서 잠시 물러나 차분함과 동정심을 갖고서 움직이는 것은 수련에서 매우 중요한 기술이다. 요가는 일상의 수련으로서, 스트레스에 대한 반응을 진정시키는 뇌의 영역을 활성화시킨다.

파탄잘리의 가르침에 따르면 요가란 본질적으로 고요한 마음을 얻는 수련이다. 여기서 고요한 마음이란 생각이 결여되어 있다는 뜻이 아니다. 오히려, 생각을 인정하는 능력이며 더 높은 의식과 고통의 해방으로 가는 길을 여는 것이다. 나는 수련하면서 이를 실제로 경험한다. 나의 경험에 집중해 봄으로써 서양의 의학적 관행을 더 잘 이해하고 그 간극을 좁혀나갈 수 있으며, 요가 수련을 통해 나의 철학과 교수법에 계속해서 영감을 얻고 있다.

그러나 기계적인 접근 방식이 신체의 자연스러운 흐름을 방해할 수 있다는 점 또한 유의해야 한다. 이런 식으로 수련하면, 오래된 습관에 대한 집착으로 이어질 것이다. 즉, 스트레스 요인에 대응하기보다는 반응하게 될 것이다. 오래된 습관을 대체할 새로운 길을 맞이하기 위해서는 신체에서 일어나는 과정에 주의를 기울이는 것이 중요하다.

이렇듯, 의식적으로 요가를 수련하면, 우리는 새로운 태도를 관찰할 수 있는데, 어떤 태도로는 막다른 골목으로 이르지만, 어떤 태도를 가질 때에는 예상치 못한 아름답고 이국적인 장소로 이끌리기도 한다. 이처럼 아름다운 공간은 우리가 의식 없이 기계적 접근법을 고수했다면 결코 마주하지 못했을 것이다.

하지만 이는 몸과 마음에 공감과 풍요로움을 채우는 것만으로 충분히 가능하다. 정신, 신체, 영혼이 연결되는 것에 감사하고 자신을 위해 의미 있는 경험을 하고 배우는 것이 다름 아닌 요가이기 때문이다. 모두가 이러한 움직임을 경험할 수 있기를 바라는 마음으로, 요가의 생리적 장점에 대한 완전한 이해를 돕고 싶다.

이와 같은 몸과 마음의 경험을 위해서는 움직임이 신체에 자연스러워야 한다. 밀거나 당기는 것이 아니라 그냥 자연스레 되는 것이다. 신체 수련을 요가의 '목표'로 보기보다는 각 단계에서의 과정을 이해하려 할 때, 열린 마음을 위한 공간이 생겨난다. 신체의 유연성을 얻는 것이 목표라고 말하는 것으로는 충분하지 않다. 정신과 마음의 유연성도 어느 정도 일치해야 하기 때문이다.

친애하는 나의 친구, 로베르토 밀레티와 프란체스카 카시아는 우리 자신을 있는 그대로 포용하는 방법을 선물로 주었다. 요가를 수련하고 요가 철학을 가르치면서 관계와 감정, 감각과 경험으로부터 이 선물을 발견할 수 있을 것이다. 관계와 믿음, 그리고 편견은 우리의 인식과 신체적 감각에 직접적인 영향을 미친다. 그리고 이러한 요소는 상호 배타적이지 않기에 요소들은 서로 결합되기도 한다는 점을 인정하는 것이 중요하다. 이처럼 직면한 도전과제가 아무리 복잡하더라도 오다카 플로우를 통해 공감의 마음을 가지면 이 기회를 환영하며 받아들일 수 있을 것이다. 여기서 바라는 점이 있다면 요가의 가장 기본적인 원칙을 포용하는 문화를 만들면 좋겠다.

매트 위에서나 밖에서나, 수련을 할 때 열린 마음을 갖기를 권장한다. 안전하더라도 다양한 측면에서 유연함을 없애는 행동 양

식조차도 포용할 정도로 말이다. 이런 방식으로 요가를 수련하고, 접근법을 바꾼다면, 우리는 인간이 어떻게 삶의 도전과제를 헤쳐나갈 수 있는지 더욱 전체론적인 관점을 가질 수 있게 된다. 더 많은 질문과 의심이 생겨나고, 이를 충족시킬 충분한 답이 없더라도 말이다. 그러므로 우리는 과거에 살 수 없다. 우리는 그저 지금 이 순간에 펼쳐지는 경험에 적응할 뿐이다. 호기심 가득한 정신과 열린 마음으로, 시작하자. 그리고 새로운 길을 개척해 나가자.

2021년, 사랑을 담아, 나마스떼
길버트 Gilbert ng

서문

서점을 가득 채운 수많은 책 중에서도 독자는 한 권의 책을 선택한다. 왜 하필 그 책을 고르는 것일까? 표지가 화려하거나, 눈길을 사로잡는 디자인이거나, 제목이 양각되어 있거나, 줄거리가 흥미진진해서일 것이다. 어찌 되었든 책은 온갖 방법을 동원하여 독자의 시선을 사로잡아야 한다. 그리고 그 목표를 이루는 것은 단 한 권의 책에 불과하다. 결국, 한 권의 책만이 독자의 선택을 받는다.

다시 말해, 이 책을 들고 있다면, 그건 바로 **"물의 요가 오다카"**라는 책에 눈길이 갔다는 의미일 것이다. 어쩌면 책 제목을 이미 알고 있었을 수도 있고, 혹은 설명하기 어려운 '무언가'에 이끌려 수많은 책 중에서도 이 책을 고르게 되었을지도 모른다. 어떤 이유에서든 당신은 이 책을 펼쳤다.

책은 진정한 여행이라고들 한다. 사실, 여행이라는 점에서 독서는 요가와 유사한 점이 많다. 여행을 떠난다는 것은 자신을 찾고, 서로를 알아가고, 자신의 뿌리가 되는 조상과 다시 깊이 연결되는 것이기 때문이다.

책을 고르는 일 또한 요가 수업을 선택하는 일과 비슷한 점이 많다. 선택한 이유는 정확히 알지 못하더라도 사실 '무언가' 이미 일어난 것이기 때문이다. 그리고 바로 그 알 수 없는 '무언가'가 당신을 이 운명적인 순간으로 이끌었을지도 모른다. 우리는 오다카 요가의 교육 방식을 여행으로 정의한다. 마치 편안하게 안락의자에 앉아 독서라는 여행을 떠날 수 있는 것처럼, 요가 수업 시간에도 수련을 하며 여행을 떠날 수 있기 때문이다.

하지만, 요가라는 이름의 여행은 매트에서 끝나지 않고, 삶과 함께 지속된다는 점에서 그 아름다움이 있다. 이 책을 고른 이유는 무엇인가. 그리고 오다카 요가를 선택한 이유는 무엇인가. 아직 그 답을 찾지 못했더라도 괜찮다. 바로 이 질문에서 그 여행이 시작되기 때문이다. 실제로, 우리는 가장 자연스러운 원초적 본질을 다시금 발견할 수 있도록 이끌 것이다. 원초적 본질은 오늘날 사회의 관습과 의무로 인해 대부분 잊혔다. 그렇기에 원초적 본질은 무한히 펼쳐진 베일과도 같은 환상 아래 가려져 있지 않은가.

오다카 요가는 혁신적인 스타일의 수련법이면서도 수천 년의 전통을 기반으로 한다. 오다카는 바다와 파도의 움직임에서 영감을 받았으며, 선한 전사의 길을 의미하는 무사도, 수천 년 동안 전해져 온 요가 수련, 그리고 신체의 생체역학 원리를 관통한다. 이를 통해, 적응력과 변화, 내면의 힘의 원리를 신체 및 정서적으로 표현한다. 바다를 관찰해 보면 파도의 형태와 리듬이 매번 다른 것처럼, 생각과 감정의 형태와 리듬도 매번 다르다. 그리고 그 리듬으로 우리는 깨달음을 얻는다. 바다와 내면의 리듬은 유사하기 때문에, 움직이거나 표현할 때 바다의 원리를 다양하게 적용할 수 있다.

일반적인 요가 수련에서는 주로 고정적인 자세에 멈추어서 호흡하는 정적인 수련 방식이 익숙할 것이다. 하지만, 오다카 요가 수련에서 멈춰있는 동작은 그저 과정에 불과하다. 무술 동작에서 유래한 오다카 요가 시퀀스는 내면의 에너지 흐름으로 표현된다. 그렇기에 자세를 유지하는 것만큼이나 변화하는 순간도 중요하다. 사실, 요가 수련자들이 궁극적으로 바라는 것은 '지금, 여기'를 즐기는 것인데, 이를 가장 즐길 수 있는 순간은 다름 아닌 변화하는 순간이다. 즉, 하나의 자세에서 다음 자세로 넘어가는 사이에 존재하는 시공간, 그리고 하나의 자세가 차지하는 시공간에서 우리는 '지금 여기'를 만끽할 수 있다. 다시 말해, 오다카 요가는 이와 같은 통합적인 방법을 통하여 신체, 정신, 감정의 수축과 긴장감을 해소하고 즉각적인 효과를 통해 수련자에게 휴식을 제공하는 것을 목표로 한다.

    수련자는 단 한 번이라도 익숙함에서 벗어나 자신의 한계를 변화시키기 시작하면, 습관적인 행동이나 사고방식에서 빠져나와 균형을 잡고, 내면의 힘을 키우기 위한 공간을 새로이 만들 수 있게 된다. 오다카 요가를 꾸준히 수련한다면, 매일 새로운 상황에도 유연하게 대처하는 적응력을 키울 수 있을 것이다. 또한, 혼란스러운 상황 속에도 아무리 큰 어려움이 닥치더라도 언제든 중심을 잡고 다음 행동을 취할 준비가 되어있을 것이다.

편집자의 말

선불교의 '초심初心'을 늘 떠올리게 하는 두 선생님은 모든 것을 꿰뚫어 보는 예리한 직관과 세상을 향한 천진난만한 눈빛이 공존하는 분들입니다.

2019년 요가 수련 여행을 떠났다가 우연히 만난 이 물의 요가, 오다카 요가를 통해 저는 요가를 삶에 적용하는 방법을 배워나갔습니다.

강요나 집착 없이, 물이 스며들듯 자연스럽게 가르침을 전하는 두 마스터의 기술은 놀라웠어요. 그들은 요가를 가르치지 않습니다. 다만 삶으로 천천히 스며들게 할 뿐이고 요가 마스터로서 그어떤 권위를 행사하기보다 그저 묵묵히 수련을 해 나가는 진정한 구루의 모습을 보여주시죠.

오다카 요가는 단순한 신체적 동작을 넘어서 과하지도 부족하지도 않은 중용의 움직임을 제안합니다.

우리는 그 새로운 방식을 통해 자아를 찾아가는 여정에 들어서게 되고 이는 현대 요가가 나아가야 할 본질적 방향을 제시함과 동시에 고대 동양 철학의 지혜를 현대적 감각으로 되살린 귀중한 시도입니다.

이렇게 깊이 있는 오다카 요가를 한국에 소개하고, 이 책의 편집을 맡게 된 것은 크나큰 축복이자 영광입니다. 그리고 무엇보다도 요가 수련자로서 가장 큰 축복은 그들의 제자가 된 것입니다.

오다카요가 교육팀
오다카요가 코리아 설립자
윤진서 (SU)

오다카 기초

오다카의 방법론은 다음 세 가지 기초 원리에 기반한다.

전사의 정신 | 중심 잡힌 삶
파도의 움직임 | 유연한 움직임
프라나의 힘 | 심장의 리듬

전사의 정신 | 중심 잡힌 삶

인생에서 최악의 고통을 겪으며 정신없을 법한 혼란 속에서도 차분함을 잃지 않고, 심지어 냉정함까지 유지하는 사람을 본 적 있는가? 그렇다면 그 사람은 도대체 어떻게 그런 태도를 지닐 수 있는지 궁금해하진 않았는가? 이처럼 중심을 잃지 않고 집중할 수 있는 능력은 오다카 요가의 기초가 되는 세 가지 원리 중 하나이며, 이는 오다카 요가의 기술적 기반이 된다. 오다카 요가에서는 이를 '전사의 정신'이라고 부른다. 주변이 혼란스러울 때는 마음을 차분하게 안정시키는 것이 중요하다. 오다카 요가의 방법론을 꾸준히 수련하다 보면 이를 배울 수 있다. 사실, 강함과 약함은 그 근원이 같다. 몸과 마음을 수련할 때, 부정적인 감정을 제거하려고 노력하기보다는 오히려 그 감정과 손을 맞잡고, 스스로 깨달아 자기 자신을 변화시키는 과정으로 나아가야 한다. 이를 위해서, 오다카 요가는 깨달음과 기쁨, 내면의 힘으로 삶의 흐름을 구현하기 위한 폭넓은 접근법을 제시한다.

선한 전사가 된다는 것은 동요하지 않으며, 유연한 적응력을 갖추고, 전체적으로 통합된다는 의미이다. 즉, 물처럼 완전한 독립체로서 몸과 마음이 계속해서 변화한다는 뜻이다. 이 흐름에 몰입하면, 몸은 수축하고 이완하는 움직임을 반복하면서 서서히 '행위하지 않음無伍, 무위'을 발견할 수 있을 것이다. 즉, 움직이지 않으며 움직이고, 호흡하지 않으며 호흡하게 될 것이다. 이 모든 일은 내가 눈치채지 못하는 사이에 자발적으로 일어난다. 그리고 신체가 자연스럽고 자발적으로 흐르는 동안 (무술에 적용되는 선 철학에 의하면) 이른바 '정신적 비움'(파탄잘리의 요가 치타 브리티 니로다 yoga citta britti nirodha), 즉 '마음의 동요의 중단'이 일어난다. 다시 말해, 매트 위나 일상에서의 혼란 속에서도 중심을 잡을 수 있는 내면의 평화를 얻게 된다.

오다카 요가는 평생 동안 지속해온 수련과 무술, 선, 철학으로부터 전사의 정신을 착안하게 되었으며, 이는 오다카 요가의 방법론을 연구하고, 구성 및 개선하는데 큰 영감을 주었다.

선과 오다카 요가
현대적 수련에 담긴 선종 철학

선을 정의한다는 것은 꽤나 어려운 일이다. 실제로 선은 어떠한 의미도 없으며, 의미를 명확히 하려 할수록 오히려 전통적인 '선'의 개념에 그 본질이 묻힐 수 있기 때문이다. 차라리 선이 의미하지 않는 바를 찾는 편이 나을 것이다.

선은 종교도 신앙도 아니다. 삶의 방식이라고 하는 편이 옳다. 선의 뿌리는 인도 불교에서 찾을 수 있으며, 이후 도가와 결합되었고, 인도의 전설적인 달마 승려에 의해 중국으로 전파되었다. 달마는 석가모니의 제자 마하가섭을 통하여 석가모니의 가르침을 이어 받았다. 역사적으로 보았을 때, 일본에 선이 최초로 출현한 것은 12세기 말로, 중국 여행에서 돌아온 영서(榮西, 1141-1215) 승려에 의해서였다. 영서 승려는 군정 하의 일본에 선종을 도입했다. 그러나 일부 역사가들은 천태종의 영향으로 세력이 크지 않았을 뿐 7세기부터 이미 일본에 선종이 존재했다고 말하기도 한다.

'선'이라는 용어는 중국어 '찬' 혹은 '샨'에서 유래했으며, 이는 명상을 의미하는 산스크리트어 '디야나'를 중국어로 옮긴 것이다. 그러나 이 용어로 인해 혼동해서는 안 된다. 우리가 이해하는 명상(앉아서 참선하는 것을 좌선이라고 함)은 존재의 단순함에 기반한 훌륭한 삶의 양식에서 그저 작은 부분을 차지할 뿐이다.

대부분의 종교나 동양 철학과 마찬가지로 선은 깨달음에 도달(득도得道)하는 것을 목표로 한다. 그러나 앨런 왓츠가 그의 저서 "선의 길"에서 말했듯, 다른 불교 학파에서는 깨달음을 멀리 떨어져 있는 것, 혹은 초인적인 것으로 본다면, 선종에서는 깨달음을 아주 자연스러운 것으로 바라보기에 일상 속 사회생활과도 양립할 수 있다는 점이 계속해서 느껴질 것이다.

선은 본질이자 단순함이다. 더하기보다는 덜어내기를 권한다. 물론 이 개념을 이해하기는 쉽지 않을 것이다. 예를 들어 선문답

(지성의 장벽을 무너뜨림으로써 직관을 계발하는 것을 목표로 하는 임제종臨濟宗의 수련)을 생각해 보자. 선문답은 수년간 지속될 수도 있으며, 모든 수련자는 논리와 이성을 완전히 벗어나는 질문의 답을 찾고자 한다.

두 손으로 손뼉을 치면 소리가 난다.
그렇다면 한 손으로 친다면 무슨 일이 일어나는가?

선은 삶에 관한 것이기에 매우 근본적이다. 질문 또한 아주 기본적인 내용이기에 마음속에서 추측을 통해 알 수 있는 내용이며, 그렇기에 가르치는 것은 거의 불가능하다고 여겨진다. 그래서 득도한 사람들은 눈을 뜨고 나면 인생이 갑자기 투명하고 명확해지고, 너무나도 단순해져서 왜 이전엔 이를 이해하지 못했는지 이해가 안 된다고 이야기한다. 선문답을 끝내면 종종 진부한 대답을 얻는 경우가 있지만 이 또한 우리의 이성으로 이해할 수 있는 것은 아니다. 이것이 선 수행에서 선문답이 있는 이유다. 수련자는 이성적인 마음을 깨부숴야 한다.

선은 화살로 가득 찬 화살 통과도 같다. 화살로 가득 찬 화살 통과 활을 갖고 있다고 해보자. 그리고 앞에는 과녁이 있다. 지금까지 과녁을 맞히기 위해서 모든 화살을 사용해왔다면, 이제는 선의 마음가짐으로 화살 하나만 사용하는 법을 배워야 한다.

하나의 화살, 한 발. 혹은 선 궁수가 말한 바와 같이 〈한 발, 그리고 하나의 목숨〉인 것이다.

　　　　화살이 아무리 많아도 하나의 화살만을 사용해야 한다. 선은 본질만을 남기고 덜어내기를 권한다. 덜어내다 보면 예술로 변화하는 경지에 이른다. 선이 탄생하는 데 있어서 도교의 영향은 결정적이었다. 도교는 자연에 대한 개념으로 가득 차 있기 때문이다. 예를 들어, 자발성(무위無爲) 또는 스스로 일어남(자연自然), 그리고 극단을 없애는 개념이 그러하다. 이러한 특성은 도교에서 두드러지게 나타나며, 오늘날까지도 요가와 선의 본질로 남아있다.

　　　　승찬의 가장 오래된 선종 시집 "신심명信心銘"에는 다음과 같이 쓰여 있다.

완벽한 길(도道)은 어렵지 않다.
그저 선택하기를 꺼려 하라.

미움과 사랑에서 자유로울 때만이
도는 명백하게 자신을 드러낸다.

털끝만큼이라도 차이가 있다면
하늘과 땅의 간격만큼 벌어진다.

완전한 진리에 도달하고 싶다면,

의로운 자와 불의한 자를 염려하지 말라.
정의로운 것과 불의가 서로 다투면
마음의 병이 된다

선이란 지금 여기에 존재하는 것이다. 선은 공정도 불공정도 아닌, 그 둘의 중앙에 있다.

수련 중 생겨나는 멈춤의 순간, 찰나

걸을 때 어떤 일이 일어나는지 생각해 본 적이 있는가? 공원에서 산책할 때 끊임없이 떠오르는 생각으로 머릿속이 복잡해지는 상황이 아니라, 정말 걷는다는 행위 자체에 대한 생각 말이다.

걸을 때, 당신의 발은 아스팔트 위를 움직인다. 한 발자국 내디딜 때마다 발은 바닥에 닿는다. 그리고 이 움직임은 계속 반복된다. 걷는다는 것은 본능적인 움직임이다. 즉, 기어다니던 아기를 어머니가 일으켜 세울 때 시작되는 본능이다. 걸음은 자동적으로 반복되기에 억지스럽지 않다. 하지만 당신은 걷는다는 행위를 진정으로 인식하는가.

걷다 보면 동작이 멈추는 순간이 있다. 왼 발가락 끝이 땅에 닿고 오른발 뒤꿈치가 올라가고, 얼마 지나지 않아 오른 발바닥도 아스팔트 위에 놓일 때, 바로 그때 멈춤의 순간이 찾아온다.

그 찰나의 순간은 잠재적으로 영원히 지속될 수 있다. 그리고 바로 그 순간 자신의 행동을 인식할 수 있다. 당신은 지금 땅을 딛고 있는 왼발에 존재하지 않고, 올라가는 오른발에 존재하지도 않는다. 과거도 미래도 존재하지 않는다. 그 중간의 순간, 현재에 당신이 존재한다. 자신이 하고 있는 일에 대해 자각하고 의식하는 유일한 순간인 것이다.

선은 무엇보다도 경험해 보는 것이 중요하다. 그러니 지금, 혹은 다음에 길거리에 나서게 된다면 하나의 실험을 해보길 바란다. 길거리에서 그 순간을 고립시키려 해보는 것이다. 그렇게 시도해 보면, 내가 진정으로 존재하는 유일한 순간은 바로 그 순간이라는 것을 깨달을 것이다. 그렇게 함으로서 그 몸짓을 인식하게 되기 때문이다. 선에서는 이 과정을 '찰나(서스펜디드 모멘트Suspended moment •)"라고 부르며, 이는 A와 B라는 상황 사이에 존재하는 시간을 의미한다. 몸짓과 몸짓 사이, 호흡과 호흡 사이, 음표와 음표 사이의 시간처럼 말이다.

찰나는 공허한 시공간이지만, 깨달음, 현재, 그리고 무심이 존재하는 곳이기도 하다. 그뿐만 아니라 뒤에서 심도 있게 다룰 모든 개념이 존재하는 순간이기도 하다. 찰나는 아주 중요하다. 멈추는 이 순간을 꼭 기억해야 한다. 이는 가장 중요한 개념이며, 이 순간이야말로 모든 것이 실존하기 때문이다. 바로 이 시공간 속에서 마음이 안정된다. 자신의 움직임을 더욱 예민하게 인식하기 때문이다. 오다카의 기술에서 이 부분은 변화이자 정지하는 순간이며, 한

• **서스펜디드 모먼트** Suspended moment 박자, 그 순간, 찰나 등을 의미하는 오다카 요가의 용어

자세와 다른 자세 사이에 있는 모든 움직임에 해당한다. 상상력을 동원해 매트로 잠시 돌아가 보자. 아도 무카 스바나사나에서 비라바드라사나 I로 비행을 한다. 먼저, 오른쪽 다리를 앞으로 보내 런지 자세를 취한다. 뒤에 있는 발을 45도로 두고, 팔을 위로 들어 올린다.

한 자세와 다음 자세 사이에는 무엇이 존재하는가. 자세 사이에 있는 당신은 누구인가. 단순히 이 '일부분'에 이름을 붙일 수 없다고 해서 그 '일부분'이나 당신이 존재하지 않는 것은 아니다.

이는 변화이다. 물속 A 지점에서 B 지점으로 팔을 움직일 때, 팔의 존재를 느낄 수 있는 이유는 바로 두 지점 사이에 존재하는 구간 덕분이다. 당신은 자세를 의식하며, 완전히 인식하고 있다. 이는 내가 지금 여기에 있음을 깨닫게 하는 변화의 순간이다. 그러나 실제로 변화란 무엇인가. 모든 현상이 일어나는 텅 빈 구간인가? 그리고 행복은 징밀로 B 지점에 있는가?

이와 관련하여, 작가이자 철학자인 알프레드 디 수자Alfred D. Souza는 아주 흥미로운 말을 남겼다.

저는 오랫동안 이제서야 진정한 인생이 시작된다고 느껴왔습니다.
하지만 가는 길에는 항상 장애물이 있었죠.

해결해야 했던 문제, 끝내지 못해서 시간이 더 필요한 일,
또는 갚아야 할 빚이 있었습니다.
그럼, 나중에 진정한 인생이 시작될 거라 생각했죠.

하지만, 결국 이런 장애물이 곧 제 삶이라는 것을 깨달았습니다. 이렇게 사고방식을 바꾸고 나니 이해하게 되었습니다.

행복에 이르는 길은 없고, 행복이 곧 길이라는 걸 말이죠.

인생은 출생이라는 A 지점에서 시작하여 사망이라는 B 지점으로 이르기까지 변화의 연속이다. 그리고 이는 거시적인 관점에서의 변화이다. 하지만 집중하기 시작한다면, 이러한 변화는 모든 곳에 존재한다는 것을 깨닫게 될 것이다. 노란색의 민들레 꽃이 홀씨가 되기까지, 그리고 왼발차기과 오른발 뒤꿈치 사이에도. 아도무카 스바나사나와 비라바드라사나 사이에도 존재한다. 한 호흡과 다음 호흡 사이, 한 몸짓과 다음 몸짓 사이와 같이 미시적인 수준에서 변화가 존재하듯 거시적인 수준에서도 변화는 존재한다.

삶은 변화이고, 변화는 삶이다. 사실, 우리는 결코 A 지점과 B 지점에 존재하지 않는다. 그 사이에서 존재한다. 지금 여기, 멈추는 순간은 오다카 철학에서 가장 중요하다. 그리고 이 개념은 모든 순간에 적용될 수 있다.

아사나가 변화하는 동안 무심을 유지한다면 ('무심'이라는 개념은 앞으로 심도 있게 다룬다), 삶이라는 가장 큰 변화를 발견할지도 모른다. 변화에는 무심이 내재되어 있기 때문이다. 이는 오다카 요가에 도입하고자 했던 선종의 철학이다. 오다카 요가에서는 한 자세와 다음 자세 사이에 존재하는 시공간을 중요하게 생각한다. 그 시공간은 앞뒤에 취하는 자세만큼 본질적이다. 신체는 자세를 취할 때 존재하기도 하지만, 아직 형태를 갖추지 못한 변화의 순간에도 존재한다.

사실, 선은 명상을 하거나 자세를 취하는 데 보내는 시간만을 의미하지 않는다. "혜능경 慧能經: 선종 교리의 무심"• 에 적힌 중국 서록사의 본선 스님 瑞鹿本先, 941~1008의 말은 큰 영감을 준다.

진심으로 선종의 진리를 파악하고자 한다면
걷거나 서있거나, 자거나 앉아있거나, 말하거나 편안하게 있을 때,
혹은 바쁜 일상에서도 진리를 파악하고자 노력하라.

한 마디로, 삶에서 날이나.

도道로서 요가

요가 매트 위에서 수련을 하는 동안 문득 "도대체 내가 뭘 하고 있는 거지" 하며 의문이 든 적 있는가? 우리는 힘든 차투랑가 동작을 왜 하는 것일까? 발을 머리 뒤로 보내는 자세를 왜 취하는가? 혹은 파드마사나 자세에서 몇 시간 동안이나 명상을 하며 앉아 있는 이유는 무엇인가. 스스로에게 이러한 질문을 해본 적이 있는가? 혹은 수련을 하면서 이러한 감정을 곰곰이 생각해 본 적이 있는가?

● **원저** The Zen doctrine of mental emptiness: the signifier of the Huineng sutra

선은 연구이다. 그리고 도^道이다. 수련이 연구의 도구가 될 때, 이와 같은 도가 일어난다. 무도, 서예, 미술, 다도 등과 같은 기술은 그 자체가 목적이 아니라 본질을 이해하기 위한 수단으로 여겨진다. 정원을 가꾸는 간단한 동작조차도 그 자체만을 위해 행하는 것이 아니라 자기 자신을 이해하고 자신의 두려움을 알기 위해 행위한다. 예상치 못한 장애물을 마주했을 때 자신이 어떻게 반응하는지, 혹은 어떻게 느끼는지 관찰하는데 그 목적이 있다.

15세기경 선종의 영향으로 생겨난 전투 기술인 주짓수^{柔術, 유술}라는 무술도 도^道의 형태를 취하게 되었으며, 그 이름 또한 유도로 불리게 되었다. 이렇게, 행위는 자신을 수련하기 위한 수단이 되었고, 그 이후로 일본은 250년 동안이나 평화의 시대를 누릴 수 있었다.

그동안, 각각의 기술은 더욱 심오한 의미를 추구하며 더욱 깊어졌다. 검술과 궁술을 비롯하여 다양한 형태의 무술은 단순한 기술에서 태생하였지만 승리를 위한 수단으로 개발되었다. 그리고 고대의 표현 형태를 여전히 유지하면서 일상에서도 사용되기 시작했다. 간단히 말해, 도는 자신을 수련하고, 다른 사람들과 함께 평화롭게 살아가기 위해 선택하는 하나의 방식이 된 것이다. 도는 행위를 통해서 성취할 수 있다. 각각의 의식은 미묘한 차이가 있지만, 모든 행동은 내면을 연구하는 도구적인 특성을 갖는다는 점에서 하나로 단순하게 귀결된다.

이처럼 매력적인 사고방식은 오다카 요가가 취하는 방식의 기초이기도 하다. 요가는 예술이 되고 행위가 된다. 신체를 통해 형태를 깨닫는 것이 아니라 행위를 통해서 자신이 누구인지 알게 된다.

요가 매트에서 배운 것을 일상에서 매일 반복한다.

　　수련을 통해 자신을 스스로 연구하는 도를 행한다면, 갑자기 장애물이 나타나더라도 요가 매트에서 경험했던 모든 것을 삶에서 재현할 수 있다. 매트에서 시르사아사나는 어떻게 하는가? 벽에 지탱하고 자세를 취하는가? 혹은 다리를 하늘로 들어 올려 본인의 균형감과 안정감에 의지하는가.

　　내가 움직이는 방식은 중요한 의미를 갖는다. 시르사아사나라는 동작은 내가 곤경에 처했을 때 어떻게 행동하는지 이해할 수 있는 수단이 되기 때문이다. 곤란한 상황에 자신이 어떻게 대응하는지를 이해할 수 있게 되며, 스스로 얼마나 많은 자신감을 갖고 있는지도 알 수 있게 된다. 시르사아사나는 그저 하나의 예시일 뿐이다. 얼마나 많은 예시가 있을 수 있는지 상상해 보길 바란다. 바로 이러한 점이 선의 매력이다. 모든 행위에는 도가 담겨 있다. 매일의 모든 행위는 자기 자신을 제대로 이해하기 위한 방식이 된다. 이것이 바로 선이다. 매트에서 요가를 수련하는 것도, 정원에서 울타리 전지를 하는 것도, 정원을 가꾸는 것도 말이다.

　　내가 하는 행위에는 내가 존재한다. 내가 바로 그 행위이다. 텃밭을 가꿔본 적이 있는가? 매트에서 수련을 하는 것과 비슷한 측면이 많을 것이다. 단순히 자연과 만나는 것이 아니라 자연에 귀를 기울여야 한다. 귀를 기울이기 위해서는 균형이 필요하며, 심지어는 세부적인 것에 대한 강박적인 집중력이 필요하기도 하다. 동시에 내려놓는 힘도 필요하다. 결국엔 내가 해야 하는 것이 무엇인지 정확히 알게 되기 때문이다.

좋든 싫든, 토마토는 스스로 익을 것이다. 알맞은 환경 아래, 가장 적절한 순간에 말이다. 물론, 갈퀴와 괭이, 그리고 힘도 필요하긴 하다. 많은 노력이 들어갈 것이다. 그러나 처음에 사용하기 불편했던 갈퀴도 시간이 지나고 나면 나에 대해 많은 것을 알려줄 것이다. 갈퀴를 사용할 때조차도 균형이 필요하다. 너무 강하게 치면 땅에 깊은 홈이 생기고, 너무 가볍게 사용하면 잡초를 제거할 수 없기 때문이다. 내려놓음과 존재 사이에서 완벽한 균형을 찾아 세밀하고 정확하게 대할 때, 완벽한 파종을 위한 화단을 만들 수 있다. 그러면 결국, 나와 그 갈퀴가 하나가 되었다는 것을 알아차리게 되어, 긴장감도 느끼지 않을 것이다. 오히려, 즐거움을 느낄 것이다. 어쩌면, 나에 대한 흥미로운 사실을 발견할지도 모른다.

그러니 시도해 보라. 아사나와 아사나 사이에도 같은 원리를 적용할 수 있다. 매트에서 요가를 할 때도, 정원에서 잔디를 뽑을 때도, 자신을 알아가고 자아를 버리기 위한 도구로 이러한 행위를 활용한다면, 애쓰는 마음은 사라지고 자신과 연결되어, 무심의 상태를 통해 영원한 현재에 이르게 될 것이다.

마음이 존재하지 않는 상태, 요가에서의 무심

무심은 태풍의 눈이다. 텅 비어있는 중심으로부터 움직임이 생겨나며, 변화하는 현재에 존재한다. 무심에 이르기 위해서는 자세와 자세 사이, 생각과 생각 사이에 정지하는 순간(찰나)을 인식해야만 한다. 목욕을 한 후 욕조에서 마개를 뽑을 때 생겨나는 소용돌이를 상상해 보자. 물은 빠르게 소용돌이치지만 그 중심을 살펴보면 움직임이 없는 진공 상태이다.

무심은 움직이지 않는 중심으로, 이 중심은 물이 만들어내는 소용돌이와 같은 움직임이 있을 때만 존재한다. 그러나 무심은 알아차릴 수 없는데, 이는 마음도 욕조의 소용돌이와 같다는 사실을 암시한다. 물의 움직임 없이는 빈 공간이 존재할 수 없듯이 하나의 개념 없이는 다른 개념이 존재할 수 없다는 것을 의미한다. 한편, 무심은 반드시 생각이 없는 상태를 전제하는 것은 아니다. 오히려, 행위와 자아를 인지하지 않는 것이 무심이다. 이때, 마음은 생각에 고정되어 있지 않고, 계속해서 흐른다. 무심은 잔심殘心 의 개념을 분석할 때 다시 또 살펴볼 것이다.

전통적으로 무심을 잘 묘사하는 이미지 중 하나는 물에 비친 달이다. 물이 출렁이고, 물결이 요농지더라노 물에 비친 달은 내 순간 존재할 것이다. 인식하지 않으며, 영향받지 않는다. 모든 형태는 그저 주변 환경으로 존재할 뿐이다. 그리고 이는 유동적으로 존재한다.

무심은 사고하되 인식하지 않는 마음이다. 생각이 다가오듯이 떠나기도 하는 유동적인 상태를 의미한다. 그리고 '지금 이 순간' 어떠한 영향도 받지 않는다.

자아가 행동을 나와 동일시하기 시작하면, 그 행동은 더 이상 유동적이지 않으며, 본연의 모습을 잃게 된다. 그리고 행동이 자아와 인식에 얽매이면, 있는 그대로의 자신을 표현할 수 없으며, 행동뿐만 아니라 존재 자체가 경직되어 흐름이 멈추게 된다. 결국 모든 것이 막혀 그저 몸의 일부분을 움직이는 것에 불과할 것이다. 혹시 사람들 앞에서 자세를 보여주거나 이야기를 전해야 했던 적이 있는가? 그렇게 하기 위해서는 현재에 충실해야 하며 보여주거나 전달해야 하는 사항에 집중해야 한다. 하지만, 행동을 할 때 자기 자신을 인식한다면, 어느 순간 내면의 어딘가가 막힐 수 있다. 예를 들어, 시연해야 하는 내용을 세부적인 부분까지 연구하고, 준비한 것을 완벽하게 재현할 수 있었을지라도, 준비하라는 이야기를 들은 그 순간, 현존하지 못하고, 길을 잃어버릴 수 있다. 자신을 인식하기 시작하면서 타인의 평가가 두려워졌고, 실수를 할지도 모른다는 공포감에 압도당한 것이다. 결국, 흐름이 사라져 연약한 상태가 된다. 아무리 가면을 잘 쓰더라도, 마음속에서는 자신의 행동에 부족함이 있고, 자연스럽지 않으며, 진실함이 없다고 느낄 것이다.

우리는 선을 통하여 아주 아름다운 사실을 배우게 된다. 현존하고 자유롭되, 중심 잡힌 행동을 하기 위해서는 무심이 필요하다는 점이다. 이는 마치 바다를 닮았다. 거대한 파도를 일으킬 수도 있지만, 심해에서는 본질적으로 끝없이 고요한 바다처럼 말이다.

이와 같은 의미로, 존재하지 않음이 존재를 낳고, 행동하지 않음이 행동을 낳는다. 그렇기에 이런 상황을 다시 마주한다면, 다음번에는 한 발짝 물러서 보기를 권한다. 행동하지 않고, 존재하지 않고, 의도하지 않았을 때, 무슨 일이 일어나는지 지켜보길 바란다. 그리고 내려놓아 보아라. 완벽하고, 편안하고, 여유롭고, 자연스러워 보이고자 자신을 인지하려 하지 말아라. 그저 의도 없이 존재해 보라. 그리고 무슨 일이 일어나는지 바라보길 바란다. 하지만, 인지하지 않고, 행동하지 않고, 존재하지 않는 상태를 순수한 본능이나 신체의 자동성이라고 단정 지어서는 안 된다. 이와 같은 의식 상태는 그저 행동하기 위해서 자동으로 움직이는 행위, 혹은 본능과는 가장 거리가 멀다. 로봇처럼 움직이거나, 숙달한 동작을 완벽하게 재현하는 것에만 집중한다면 무심의 상태에 이를 수 없다.

    시험에 대비하여 학교에서 시를 외웠던 때를 기억하는가. 시를 얼마나 반복하여 외웠는지 조금의 망설임도 없이 선생님 앞에서 시를 낭송할 수 있었을 것이다. 마치 부모님께 자랑스럽게 일기장을 보여드리고 들은 열 마디 칭찬처럼 부드럽고 달콤했을 것이다.

    하지만, 아무리 자아를 없애고 생각을 멈춘 채 시를 읊었다 해도 무심의 상태에 이른 것은 아니다. 그저 잘 외운 단어를 반복한 것뿐이다. 하지만, 무심은 이와 다르다. 무심은 극도로 창의적인 마음이다. 그렇다면 창의적인 마음이란 무엇일까? 일단, 도道 없는 무심은 있을 수 없다. 무심의 의미를 이해하기 위해서는 도를 이해하는 것이 매우 중요하다.

    가령, 도道로서 이해한 무술과 수년간 수련하고 대련하여 숙달한 복싱 사이에는 상당한 차이가 있다. 물론, 권투라는 스포츠를 삶과 동일시하며, 매일같이 훈련하고, 기술을 숙달해낸 권투 선수도 생각으로부터 자유롭게 타격을 하고, 제약 없이 행동을 취할 수 있다. 또한, 마음을 개입시키지 않은 채, 독립적으로 상대에게 맞서 주먹을 날릴 수도 있다. 마찬가지로, 권투 선수뿐만 아니라 무술을 반복적으로 수련하여 기술을 습득한 사람도 생각하지 않은 채 싸울 수 있으며, 자신의 마음에 어떠한 영향을 받지 않으면서 움직일 수 있다. 하지만, 이 또한 전날 밤늦게까지 외웠던 시를 선생님 앞에서 반복하는 것과 다름없다. 두 가지 경우 모두 제약 없이 자유로우며, 행동은 생각에 의해 영향받지 않는다. 그리고 행위는 그저 단순하게 일어난다. 오랜 시간 반복의 힘으로 숙달됐기에 가능한 일이었을 것이다. 그래서 어쩌면 이를 두고, 마음이 간섭하지 않고 몸짓이 저절로 생겨나는 무심의 상태라고 생각할 수도 있다. 하지만 이 또한 무심이 아니다.

차이를 결정하는 것은 결국 행위의 정신인 도道이다. 권투 선수의 경우에는 본능이 행동을 이끌었지만 무술가의 행위에는 의식이 담겨있다. 도가 있는 곳엔 정신이 있기 때문이다.

이는 마치 테이블에 있는 유리잔이 바닥으로 떨어질 때, 산산조각이 나지 않도록 자연스럽게 손을 뻗어 유리잔을 잡는 것과도 같다. 미리 행동을 생각하지 않고, 그 잔을 어떻게 잡아야 할지 고민하지도 않는다. 그저 잡을 뿐이다. 이를 두고, 훌륭한 본능 덕분에 신속하게 행동하여 잔을 살릴 수 있었다고 생각할 수도 있다.

하지만 그건 무심이 아니다. 그저 본능일 뿐이다. 도道가 존재하는 상태에서 움직임에 영혼이 담겨있을 때, 모든 과정을 지각함으로써 훨씬 더 나은 의식 상태에 도달할 수 있다. 유리잔을 구할 수 있을 뿐만 아니라 심지어 그전의 순간에 존재할 수도 있고 물체의 궤적을 볼 수도 있다. 이는 한 가지 중요한 점을 시사한다. 필요하다면 언제든 궤도를 바꿀 수도 있다는 점이다.

움직임을 예측할 수 있는 상대 앞에서 습관적으로 행동하는 권투 선수는 어떻게 될까? 마음이 물처럼 흐르지 않으면 적에게 대응하지 못하고 패배할 수밖에 없다. 혹은 요가 수업 전, 시퀀스는 완벽하게 준비했지만 막상 수업에서 수련자들은 수업을 따라가지 못하고 있는 상황을 마주한다면, 당신은 그들 앞에서 어떻게 될 것인가. 그러므로 무심은 생각이 완전히 결여된 상태나 본능을 의미하지 않는다. 무심이란 행위의 정신, 깨달음, 그리고 의식의 현존이다. 무심의 상태에서는 고정되지 않은 생각으로 자유롭게 흐르듯 행동하며 마음을 의식하는 일도 사라진다. 우리는 왜 무심의 개념을 이야기하고 있는가.

 (죽음에 대한 두려움을 물리치고 전투에서 승리하기 위해 많은 사무라이가 열망했던) 무심, 즉 '비어있는 마음'이라는 개념은 요가를 통해서도 달성할 수 있다. 특히, 오다카 요가에서는 무술에서 빌려온 움직임을 통하여 수련이 더욱 강화되었고, 전사의 정신을 담고 있기에 더욱이 무심에 이를 수 있을 것이다. 이를 통하여, 혼란 속에서도 중심을 잡고 현존할 수 있다.

 하지만, 자아에 갇혀 완벽한 자세에 도달하고자 요가를 단순한 육체적 운동으로 대한다면 무심에 이를 수 없다. 변화와 진실을 탐색하는 길로서, 즉, 도道로서 요가를 대할 때 무심에 이를 수 있다. 요가 경전에서 파탄잘리가 말했듯 마음의 동요를 멈추기 위해서는 행위 안에서 완전히 현존해야 한다. 그리고 이는 선에서 이야기하는 마음의 비움에 버금가는 것이다.

현재에서 중심을 잡는 수련, 잔심 • 殘心

발걸음에 집중해 보자. 걸었던 길을 돌이켜보면 당시의 왼발과 오른발이 교차하며 걸음이 멈추는 순간, 의식이 생겨난다. 의식이 생겨난다는 것은 걸었던 순간의 시공간만을 인식하는 것이 아니라, 전후로 내디딘 걸음까지도 자각할 수 있게 된다는 의미이다. 뿐만 아니라 근처 미루나무에 앉아 지저귀는 새의 노랫소리나 하늘 위 날아가는 비행기 소리까지도 인식하게 된다. 나를 향해 지평선을 걸어오는 사람도 볼 수 있다. 그렇다면 이번엔 들판에 피어난 야생 캐모마일의 향기도 느껴보지 않겠는가.

당신의 마음은 이러한 감각 중 어느 것에도 고정되어 있지 않지만, 그렇기에 오히려 감각에 더욱 깨어있게 된다. 이것이 바로 잔심이며, 이는 감각의 알아차림이다. 차분하면서도 경계하고 있는 상태와 유사하며, 자신 안에 존재하면서 동시에 주변의 모든 것을 정확하게 느낄 수 있다.

잔심은 동작의 사이에서 멈추는 순간 생겨난다. 이는 주변 시야와도 같다. 시선은 한 점에 고정되어 있지 않아 모든 환경을 전체적으로 인식하며, 동시에 모든 부분을 인식한다.

반면, 중심 시야는 정밀한 작업을 수행한다. 예를 들어, 작은 영역에 초점을 맞추는 독서와 같은 활동은 중심 시야를 사용한다. 반대로, 주변 시야는 말하자면 의식적인 것과는 거리가 멀고, 흐릿하다. 그래서 주의력은 약하지만, 대신 유용하다. 특히, 밤에 움직이는 경우 진가를 발휘한다. 주변 시야는 잠재의식을 통해 물체에 대

● **잔심** 오다카 요가에서 움직임의 영혼 spirit of gesture으로 표현되며, 검도에서, 타격을 가한 후 즉시 정상적인 자세로 되돌아와 다음 일어날 변화에 대하여 대응할 수 있도록 자세를 갖추는 일을 의미한다.

한 시각 정보를 제공하고 중심 시야를 넘어서는 곳에서 행동과 상호작용하기 때문이다. 중심 시각과 달리 전체를 이해하는 동시에 주변 환경에 대한 더 많은 정보를 흡수한다.

잔심의 상태에서는 '지금 여기'에 존재하며, 동시에 감각을 자극하는 것이 무엇인지도 알게 된다. 이 개념이 무심의 상태와 일치한다고 생각이 든다면, 유동적으로 잘 이해하고 있는 것이다. 사실 잔심은 무심 안에 존재한다. 무심의 상태에서도 마찬가지로 마음은 고정되지 않고 한 대상에서 다른 대상으로 떠돌아다닌다. 이를 시각화해보자면, 가벼운 나비와도 같다. 그 나비는 하나의 꽃에서 다른 꽃으로 자리를 옮기며, 필요 이상으로 한자리에 오래 머무르지 않는다.

이와 같은 초의식 상태에서는 주변 시야를 통해 결정을 내리고 행동을 취한다. 유진 헤리겔의 저서 "양궁술의 신"에서도 같은 이야기를 찾아볼 수 있다. 이에 따르면, 이성을 활용하여 오랜 시간 수련을 했다 하더라도, 정작 화살을 쏘는 순간의 선택과 행동은 가장 적절한 순간에 무의식적으로 자연스럽게 일어난다는 점이 강조되고 있다. 즉 마음이 멈추지 않고 유동적인 상태로 남아있는 무심/잔심의 상태에서 행위가 이루어진다는 것이다.

오다카 요가에서는 수련하는 동안 이러한 깨달음의 순간을 재현하기 위하여 무술을 활용한다. 다시 말해, 자신과 주변 환경을 완전하게 인식하면서도, 중심을 잡고 자신과 자세 안에서 현존하는 방법을 깨달을 수 있다. 특히, 오다카 요가의 전사 자세에서 이러한 깨달음이 일어나는데, 변화하는 동안 전개되는 자세와 동작은 몸과 마음을 원시적인 본능으로 되돌려 놓음으로써 주의력과 집중력, 그리고 기민함을 가져온다. 이 시퀀스에서 정신은 동작에 집중하면서도 주변 환경과 연결된다.

자아의 거품 속으로 밀려나지 않고, 차분한 경계 상태에서 끊임없이 자신과 연결된다. 중심을 잡는 것, 그것은 고정되지 않은 마음이다. 그리고 이는 전형적인 선禪 전사의 마음이다. 또한, 어떠한 상황 속에서도 흐르는 마음이다. 그렇게 흐르기 위하여 신체와 정신은 경직되지 않는다.

이는 사무라이에게서 찾아볼 수 있는 매력적인 특징이기도 하다. 실제로, 선종 승려이자 작가와 시인이며, 다도와 정원 예술의 대가이자 검술 전문가인 다쿠안 소호의 글에서는 무사도에 이르는 단계에 대한 내용이 특히나 자세히 표현되어 있다.

상대방의 움직임에 집중하면
상대의 움직임에 마음이 사로잡힐 것이다.

상대방의 검에 집중하면
상대의 검에 마음이 사로잡힐 것이다.

상대방의 의도가 무엇인지에 집중한다면,
그 생각에 마음이 사로잡힐 것이다.

당신이 들고 있는 검에 집중한다면,

당신의 칼에 마음이 사로잡힐 것이다.

상대에게 맞지 않기 위해 집중한다면,
마음은 맞지 않으려는 의도에 사로잡힐 것이다.

상대방의 자세에 집중한다면,
상대방의 자세에 마음이 사로잡히게 될 것이다.

이는 마음을 집중할 곳이 없다는 것과 같은 의미이다

로마시대의 철학자인 세네카의 말처럼 모든 곳에 있다는 것은 아무 데도 없는 것이다. 이러한 개념은 일상의 범위를 넘어서는 것이기에, 이성적인 시각만으로는 완진히 이해하기 어렵다. 하지만 기술을 통해 접근한다면 그 의미를 더 깊이 느낄 수 있다. 일본의 문화를 예로 들자면, 검술, 궁술, 서예 또는 정원 가꾸기와 같은 예술 활동을 통해 안정적이고 흔들리지 않는 중심을 갖게 되어 무심에 이를 수 있다. 인간은 몸을 움직이는 기술을 통해 무심에 도달하기 위한 조건을 마련할 수 있으며, 이를 통해, 일상생활에서도 무심을 적용할 수 있게 된다. 더불어, 정적인 형태에 집착하는 마음을 극복할 수 있다. 여기에서 정적인 형태란 요컨대 자신이 이해하는 삶이나, 자신과 환경을 구성하는 관념을 의미한다. 이러한 관념을 극복하여 우리는 사물의 흐름과 함께 유영한다.

형태에 대한 집착과 그로 인한 괴로움을 극복하기 위해서는 마음이 정체되지 않아야 하며, 그 어떠한 추측이나 마야(요가 수련자에게 매우 중요한 개념으로 환상이라 번역된다)에 갇히지 않은 채 무엇이든 할 수 있는 준비가 되어있어야 한다. 유동적인 마음을 갖는다면 삶의 흐름에 적응할 수 있기 때문에, 중심은 흔들리지 않으며, 침착함을 유지할 수 있다. 마치 전장에 나가 있는 선한 전사처럼 준비가 되어 있을 것이다. 만약 그렇게 될 수 있다면, 안정을 찾을 것이며, 그 어떠한 것도 자신을 움직이게 할 수 없을 것이다. 움직임에는 중심이 잡혀있으며, 당신은 어디에나 있고, 동시에 어디에도 존재하지 않을 수 있다. 그리고 원한다면, 자신의 내면과 바깥에 동시에 존재할 수 있을 것이다.

활의 시위를 당기고, 화살을 쏘려고 시도해 본 적이 있는가? 물론 일상에서 흔히 할 수 있는 동작은 아니겠지만 그렇다고 이를 경험할 수 없는 것은 아니다. 시도해 본다면, 활을 잡고 줄을 당기는 동작에서, 자신의 마음이 사소한 것들에 끊임없이 고정된다는 사실을 발견할 수 있을 것이다. 처음의 단계에서는 특히나 이러한 모습을 많이 관찰할 수 있다. 예를 들어, 손잡이, 줄을 당기는 팔의 장력, 어깨의 위치, 가슴과 등을 여는 것, 과녁 등 신경 쓸 것들이 무한히도 많이 쏟아진다. 그 결과, 움직임은 단편적으로 일어난다. 마치 작은 조각들이 거칠게 결합된 것처럼 말이다. 대부분의 경우 활을 잘못 쏘아 화살은 과녁을 빗나가게 된다. 흐름이 없는 상태인 것이다. 물론, 사격장에서 실패하는 것은 그저 실패일 뿐 다른 결과를 낳지는 않는다.

하지만 바로 눈앞에 적이 진격해 오고 있다면 어떨까? 다가오는 상대를 바라보는데 마음을 집중하고 있다면 그저 소중한 시간을 허비하는 것에서 끝나지 않고 치명상을 입을 수도 있다. 이어서, 궁술의 다음 단계로 넘어가 보자. 이번엔, 활과 화살, 그리고 과녁은 잠시 잊자. 대신, 적은 남겨두자. 이때, 일상생활에서 마주하는 우연한 일도 적과 다를 바 없다. 즉, 자신의 마음이 수많은 무언가에 고정되어 있고, 여기에 시간을 낭비한다면 어떤 결과를 마주하게 될까? 무사도에 따르면, 생각에 대한 행동이 필수적이다. 마치 소호가 말했듯, 하나의 행동과 다음 행동 사이에는 어떠한 틈도 없을 정도로 행동을 취하는 것이 중요하다. 물론 이 행동에는 중심이 잡혀있다는 전제가 깔려있어야 한다. 생각이 떠오르거나 적이 다가오더라도 흐트러지지 않는 중심과 깨어있으면서도 고요한 안정성이 필요하다. 결국, 그것은 무심이다.

복부 단전, 선 전사의 부동의 중심

무심의 상태에 이르기 위해서는 필수적으로 충족되어야 하는 조건이 있는데, 그중 하나는 중심이 존재해야 한다는 것이다. 일본 철학에서 복부 단전이라고 부르는 중심은 근본적으로 중요한 의미를 지닌다. 비유적인 표현이지만, 단전은 배꼽에서 세 손가락만큼 아래에서, 세 손가락만큼의 깊이에 정확하게 위치한다. 그리고 바로 이 지점에서, 사람들은 자신의 본질을 재발견할 수 있다.

당신은 어디에 존재하는가? 몸의 부위 중 진정한 '나'는 어디에 존재하느냐고 묻는다면 어떻게 대답할 것인가? 가슴이라고 답할 것인가? 아니면 머리? 신체에서 그보다 더 낮은 위치에 자아가 존재한다고 답하기는 쉽지 않을 것이다. 예를 들어 자신의 자아가 발에 있다고 답하기는 어렵지 않겠는가. 지극히도 정상적인 반응이다. 배꼽 위의 신체 부위는 생각하고 욕망하는 자아의 자의식적인 영역을 나타낸다. 한편, 신체의 아래쪽 부위는 본능과 같은 비이성적인 힘에 의해 움직인다고 생각할 뿐 아니라 하부 신체에서 자아를 인식하기는 거의 어렵다고 여긴다. 이에 반해, 상부 신체는 의식적으로 지배할 수 있고 자아가 인식되기에 상부 신체가 하부 신체보다 우위에 있다고 여기는 경향을 갖는 것은 아주 자연스럽다.

생각은 높은 곳으로 이동한다. 내가 '계몽'되는 상황을 가정한다면, 당신은 자신을 위쪽으로 투영하겠는가? 아니면 아래쪽으로 투영하겠는가? 초월을 추구하는 것 또한 보통 상부에서 이루어진다. 정신 고양精神 高揚이라는 단어에 높다는 의미가 있는 것은 우연이 아닐 것이다. 이와 같이, '높다'와 '낮다'라는 단어가 '상위'와 '하위'라는 단어와 동의어로 쓰인다. 마찬가지로, 본능과 본성을 피라미드의 밑바닥으로 격하시킴으로써 마음과 이성을 '더 위대한 것'으로 여길 것이다. 이 모든 것은 매우 자연스럽다. 이는 인도인들이 '릴라Lila●'라고 부르는 신의 놀이와도 같다.

본성의 가치를 낮게 평가하는 경향을 갖는 이유는 인간의 발달 단계를 생각해 보면 이해하기 쉽다. 자아는 그것의 형태를 위협하는 모든 것으로부터 스스로를 방어해야 하기 때문에 그러하다. 그러나 자아의 형태는 환상마야일뿐이라는 점을 기억해야 한다. 당신

● **릴라** लीला, līlā 신의 놀이로 여겨지는 우주의 창조.

은 위나 아래에 존재하지 않는다. 항상 중간에 존재한다. 이성이나 원초적 본능 속에 존재하는 것이 아니라 항상 그 중심에 존재한다.

칼프리트 폰 뒤르켐Karlfried Von Durckehem의 논문 "선에 따른 인간 생명의 중심, Hara●, the vital centre of man according to Zen"에 따르면, 중심 (그리고 결과적으로 자신)을 찾기 위해서는 한 걸음 물러날 필요가 있다고 한다.

내면과의 관계를 기반으로 하는 모든 수련은
기본적으로 뒤를 향한 운동을 기반으로 합니다.
자아는 단단히 고정되어 있고,
자아의 형태나 표현을 담은 움직임은 일방적으로 위를 향합니다.
하지만 움직임이 원래의 깊이로 내려오면
많은 한계가 사라집니다.

선禪에서 단전(과 자신)을 찾는 자세는 필수이며, 실제로 수행으로서 행하고 있다. 이는 수행을 강화하기 위함이 아니라 내면의 성장을 위해서다. 기술의 습득과 그에 따른 움직임을 통해 '단전'에 대하여 탐색한다. '단전'은 고요한 불변의 중심으로서, 혼란 속에서도 준비될 수 있도록 도와준다. 검도, 궁도, 다도를 비롯하여 모든 기술에서 하라는 도달해야 하는 목표 지점인 동시에 유동적이고 자발적으로

● **하라** hara, はら 복부를 의미하는 일본어

기술을 수행하는 데 필요한 조건이기도 하다. 왜냐하면 단전은 사물의 본질 속에 있으며, 오직 단전으로 행해진 것만이 완벽한 성공을 거두기 때문이다.

일본에도 정확히 이 개념을 가리키는 용어가 있다. 바로, '배의 기술'을 의미하는 '하라게이●'다. (무심의) 의식 상태에서 배로부터 시작되는 모든 것, 본능이나 직관과는 거리가 멀고, 오감을 초월한 모든 것이 '단전'이다. 여기에서 우리는 초자연적인 감각에 대해 이야기하는 것이 아니다. 오감으로 느껴지는 것만 '본능적'이라고 여기지 않는다면 말이다.

이 기술은 단전(그리고 자아)를 다시 발견하여 통합하는 매우 구체적인 방법이다. 지속적이고 반복적인 연습과 수련을 통해, 자세의 완성도를 높일 수 있다. 반복은 필수다. 반복을 통해서 자동성을 얻을 수 있으며, 이후 자동성을 내려놓을 수 있기 때문이다. 양궁에선 화살이 과녁에서 멀리 빗나갔다 해도 모든 화살이 같은 지점에 꽂혔다면 잘했다고 여긴다. 항상 같은 자세를 유지한 것이기 때문이다. 심지어 줄에 걸린 손가락을 1밀리미터만 아래로 내려도 큰 오차가 생기며, 궤도 또한 완전히 바뀔 수 있다. 그렇기에 손가락을 항상 같은 위치에 두고 수천 번 반복하여 기술을 숙달해야 한다.

오직 기술을 익히고, 자아를 내려두고, 환경에 영향받지 않으며, 자세에 도달하고자 하는 욕망을 떨쳐버렸을 때 모든 현상이 저절로 일어나게 된다. 그리고 그때, 궁수는 스스로 화살인 동시에 활이 되고, 표적이 되는 의식 상태를 깨닫게 될 것이다. 움직임은 중

● **하라게이** はらげい, 腹藝 무술 수련자가 위협을 감지하거나 상대의 움직임을 예측할 수 있는 기술을 의미한다.

심인 단전에서 무심의 상태로 일어난다. 이때, 미래는 존재하지 않는다. 마음은 과거에 고정되어 있지 않다. 활을 뻗는 손가락에 고정되어 있지 않다. 화살에 고정되어 있지 않다. 마음은 모든 길에 존재하며, 고착되지 아니하며, 흐르게 된다.

흐름 속에는 불확실성이 자리 잡지 못하며, 오직 행동만이 남는다. 바로 이것이 다쿠안이 무심의 상태에 대해 말할 때 의미하는 바이다. 무심의 상태에서는 얼어붙지 않으며, 한 지점에 고정되거나 중단되지 않으며, 언제나 연속적으로 흐른다. 무심은 생각과 행동 사이의 간격이며, 무한히 작아서 지각할 수 없는 공간이다. 이러한 무심의 상태, 전체의 근원이자 본질인 단전에서만 전사는 삶에 대한 집착에서 벗어날 수 있다.

이 경우, 검술은 더 이상 그 자체를 위한 기술이 아니라, 하라의 습득으로 가는 길이 된다. 이 길 위에서는 경계심을 유지한 채 행위가 자발적으로 일어나며, 승패의 개념적 한계를 극복하게 된다. 다쿠안은 사무라이가 전투에 임할 때, 몸과 마음 모두 유연한 자세를 취할 것을 권했으며, 정신이 고착되어 학습된 기술을 사용하지 못하는 것으로부터 사무라이들을 해방시키려 했다.

이 '초의식' 상태에 도달할 수 있는 사무라이는
생각이 고정되지 않고 검과 몸이 하나로 움직이며,
기술과 예술 정신을 통합하여 표현한다

오쇼Osho는 무사도에 관한 논문인 하가쿠레에 적힌 다음 내용을 인용한 바 있다.

당신은 떨리는 육체를 보게 될 것이다.
그리고 떨리는 마음을 보게 될 것이다.

그러나 자신 안에 있는 한 지점,
방해받지 않고 남아 있는 깊은 중심을 인식할 것이다.
이는 아무런 영향을 받지 않는 지점이다.

폭풍은 당신을 흔들 테지만, 당신의 존재 어딘가에는
폭풍에 영향을 받지 않는 중심이 있다.

폭풍의 중심, 그 중심에 도달했을 때 비로소
두려움은 사라지고 용감해진다

이러한 맥락에서 오다카 접근법은 같은 바를 이야기한다. 요가는 더 이상 그 자체가 목적이 되는 운동이 아니며, 그저 이름이나 의미가 정의하는 형태를 정확히 연속적으로 행하는 것도 아니다. 오히려, 요가는 일단 배우고 나면 여과 없이 가장 깊은 본질을 드러낼 수 있도록 하는 몸짓의 흐름이다. 자기 자신을 비롯해 모든 것으로 둘러싸인 고요한 핵심 안에서 본질이 드러난다. 이러한 방식으로 무사

는 무심을 비튼다. 검을 휘두르거나 매트 위에서 요가 자세를 취할 때뿐만 아니라 인생에서도 가능하다. 이렇게 높은 의식 상태에서는, 목적의 결여가 근본적인 역할을 한다. 여기에서 목적의 결여는 무소득(무집착)●無所得. 무소득이라는 개념으로 정의된다.

　　목표를 이루고자 하는 마음을 따르면 몸과 마음이 굳는다. 시퀀스를 하는 와중에 아사나에서 완벽함을 이루고자 하는 열망이 있다면 분명 몸이 경직되어 결과적으로 정렬을 잃게 될 것이다. 그리고 더 자주 평형상태에 빠질 것이다. 미리 정해진 형태에 도달하기를 원하지 말고, 수련하며 자신을 흘려보내보라. 목표는 없다. 요가 수행은 물론이며, 여러분의 삶의 방정식에 추가로 기입해야 할 원소는 존재하지 않는다.

　　앨런 와츠는 그의 책 "선의 길"에서 다음과 같이 이야기한다.

당신은 부처가 되기 위해 선禪을 행하는 것이 아니라
처음부터 부처이기 때문에 행하는 것입니다

이미 모든 것이 있다.

나는 나의 삶이다. 나는 나의 요가 수련이다. 행복과도 비슷하다. 행복은 어떤 특정한 순간, 예를 들어 B 지점에만 존재하는 것이 아니라, 그 구간 전체를 흐르는 감정이다. 그러므로 B라는 지점을 단번

● **무집착 (무소득)** [불교] 공((空))의 진리를 터득하여 일체의 사물에 집착하지 않는 것; 또, 그와 같은 경지. (←유소득有所得)

에 완전히 제거해야만 행복해질 수 있다. B 지점은 존재하지 않기 때문이다. 그 지점은 당신의 자아이며, 그 지점을 만들어낸 것도 당신의 자아다.

말하자면, 이때 자아는 본성을 외면하고 있기 때문에, 영원히 무지의 상태에 머물게 된다. 즉, 자아에게 보이는 것은 순수한 환상이다. 힌두교에서는 마야라고 부르는데, 이는 이성적인 정신이 원형元型 그물 속에서 자연의 유동적인 형태를 모방하려고 시도하는 것이다. 무지의 상태는 아비디야Avidya로 정의할 수 있다. 여기에서 아비디야는 자아를 괴롭히는 다섯 가지 클레샤 중 하나이다. 나머지 네 가지의 클레샤는 다음과 같다. 아스미타Asmita(자아를 초자연적인 존재로 간주하는 경향), 라가Raga(쾌락을 성취하려는 욕구), 드베사Dvesa(어렵거나 고통스러운 상황에 대한 거부감), 아비니베샤Abhinivesha(삶에 대한 집착, 죽음에 대한 두려움).

이러한 측면을 가진 자아를 자신에게서 발견하고, 여기에 초점을 맞추면 당신은 흐를 수 없으며, 항상 과거에 고착되거나 미래에 자신을 투영한 채, 절대 현재에 존재하지 못하게 된다. 반면에, 선과 요가는 '지금 여기'에 존재하며, '지금 여기'야말로 실존하고 현존하는 유일한 순간이다.

나는 현재에 있고 싶다

라고 반복해 보자. 의도와 목적을 갖고 해보라. 이제 그 순간은 이미 지나갔다. 당신은 어디에 있었는가? 당신은 이곳에 존재하지 않았을 것이다.

우리는 요가를 하며 종종 이와 같은 개념을 마주한다. 이 개념은 파탄잘리의 요가 경전에서 비롯되었는데, 요가의 길에서 흔들리지 않는 정신 상태(요가 치타 브리티 니로다 $yoga\ citta\ vrtti\ nirodha$)에 도달하고자 했을 때, 장애물이 막아서는 것과 같다. 그러므로 요가가 된다는 것은 무심의 상태에 이르는 것과 같다. 즉, 마음의 동요가 가라앉아 빈 공간이 있으며, 생각은 유동적으로 흐르는 상태이다.

목표를 달성하고 싶거나 목적을 갖고 있다면, 당신은 여전히 마야의 악덕 아래 있음을 의미한다. 즉, 완전한 환상 속에서 이중성에 빠진 것이다. 이렇게 된 것은 다음과 같은 사실을 깨닫지 못했기 때문이다. 되어야 하는 것이 없을 뿐 아니라, 당신과 당신 주변의 모든 것은 차이가 없으며, 그 둘의 분리도 일어나지 않는다는 사실 말이다. 당신이 추구하는 행복은 바로 다름 아닌 당신이다.

나는 행복을 원한다

이 문장에서 '나'를 제거하고, '원한다'는 단어를 지워보라. 그렇다면 남은 것은 행복뿐이다.

중심 잡힌 수련. 애쓰지 않음

행동이 자유롭고, 고정된 생각에 동요하지 않는다면, 마음은 유동적으로 흐르는 (앞서 이야기했던 무심의) 상태이다. 이때, 동일한 움직임은 자율적으로 저절로 일어난다. 자율성은 선의 아름다운 측면 중 하나이며, 도교의 원리인 무위로 해석된다. 다시 말해, 힘을 주어 억지로 행하는 것이 아니라 자율적으로 현상이 일어나는 것을 의미한다. 이 원리는 오다카에서 근본적으로 중요하다. 곡선으로 움직이는 동작의 흐름, 변화하는 '지금 현재'를 살아가는 태도, 그리고 자아를 만족시키고자 억지로 자세를 취하려 하지 않는 태도에 이 원리가 내재되어 있다.

그저 스스로 일어나도록 해보자. 물론 어려운 일이다. 어떤 자세에 완벽하게 이른다면 행복을 느낄 뿐 아니라 진정한 요가 수행자로 거듭날 것 같다는 믿음이 종종 마음속에 자리 잡기 때문이다. 하지만 한 대상의 완벽함과 불완전함을 가르는 기준은 무엇인가? 오늘날의 사회는 끊임없이 이 질문을 던진다. 완벽이란 무엇인가? 불가능한 희망인가? 혹은 환상인가? 단 하나의 답이 없을지도 모른다. 어쩌면 애초에 답이 없을 수도 있다.

오히려 동전의 이면에 초점을 맞추는 편이 훨씬 더 현명한 방책일지 모른다. 보고 싶지 않은 불완전함을 바라보자. 불완전함은 자신으로부터 발견하기 두려운 '이질적인' 특성이자 다른 사람들의 눈에 자신이 용인되지 않게 하는 것일지 모른다. 하지만, 끊임없이 완벽함을 추구한다는 것은 '통제'의 의미를 담고 있으며, 절대적인 지배를 목표로 사물, 사람, 환경을 두고 게임을 하는 것과 같다. 불안이라는 인간사는 우리를 이 방향으로 몰아넣는 동력이다. 그리고 우리는 이러한 불안을 밀어내기 위해서 광적으로 주의를 기울인다. 완벽이라는 개념은 사물을 통제하려는 격렬한 욕망에 불과하다. 사실 완벽함은 순전히 유토피아에 불과하기에 존재하지 않는다. 영원한 불안이라는 인간의 운명은 자신의 모든 존재를 인도해 줄 완벽함을 추구하도록 이끈다. 하지만, 완벽함이나 영원함은 없으며 완전함도 존재하지 않는다.

삶을 통제하는 것은 불가능하다. 인생은 본질적으로 변화하며, 예측할 수 없기 때문이다. 삶은 통제할 수 없다. 당신이 삶을 통제하고 있다고 생각한다면, 사실은 강압적인 삶을 사는 것이다. 그 삶에는 무심도 없고 유동성도 없으니 좌절만 있을 뿐이다. 그것은 바다의 폭풍과도 같으니 맞서 싸우면 침몰하게 될 것이다. 무언가를 통제하려고 했던 때를 생각해 보자. 그때 어떤 느낌이 들었는가? 그저 그대로 내버려둔 경우보다 훨씬 더 불안했을 것이다.

당신의 몸도 마찬가지다. 완벽을 추구하고 근육과 관절이 할 수 있는 것보다 더 많은 노력을 기울인다면, 당신은 그저 당신이 되기를 멈춘 것과 같다. 굳이 왜 그렇게 해야 하는가? 당신은 부처이다! 당신은 있는 그대로 완벽하다. 이 사실은 매우 중요하다. 왜 요가를 단순히 형태에 국한시키려고 하는가? 천년의 규율 앞에서는 정말 하나도 도움이 되지 않을 텐데 말이다.

아스타바크라의 역사를 담은 힌두 신화에는 이러한 개념을 명확히 보여주는 예시가 있다. 신화에서 아사나로 이어진 아스타바크라사나는 꽤나 심화 자세이기 때문에 특히 수련 초기에 달성해야 할 목표로 보는 경우가 꽤 있다.

카골라는 밤에 촛불 아래 앉아 베다 공부에 열중하다가
베다의 신성한 구절을 큰 소리로 낭독했습니다.
그의 곁엔 임신한 아내가 있었습니다.

어느 날 밤,
그는 구절을 잘못 읽었다고 조롱하는 목소리를 들었습니다.
피곤하고 성격이 급한 카골라는
분노하여 뱃속의 아이에게 저주를 내렸고,
얼마 후 그 아이는 기형아로 태어나게 되었습니다.

아이는 신체의 8군데에 기형을 갖고 태어나
아스타바크라라는 이름을 갖게 되었습니다
("아스타"는 '여덟'을 "바크라"는 '각'을 의미한다).
불구가 되어 굴욕감을 느낀 아이는
인도 철학을 깊이 연구하여 아버지의 눈에 들고자 했으며,
시간이 흘러 훌륭한 베다 학자가 되었습니다.

하지만 불행히도, 아스타바크라는 기형을 가졌다는 사실 때문에
그의 지식보다는 외모로 평가받곤 했습니다.

한편, 아스타바크라가 소년이었을 때,
왕 자나카는 그의 지혜로움을 전해 듣고 아스타바크라를

현자이자 스승으로 법정에 초대했습니다.

소년의 아버지인 카골라는 국왕이 자신의 아들에게
영예를 수여했다는 사실을 들었고,
더불어 아들의 위대한 학문적 업적을 알게 되어
아들에게 축복을 내렸습니다.

그러자 아스타바크라의 기형이 사라졌고,
똑바로 서게 되었으며, 평화를 찾게 되었습니다

이와 같은 역사는 외면에 집착한 채, 내면에 숨겨진 진실을 무시하는 인간의 경향을 여실히 보여 준다. 마찬가지로, 아사나만 하는 것은 요가가 아니다. 요가는 본질이다. 형태는 그 자제로 목석이며, 본질은 무한하다. 자세를 넘어, 자세로부터 자신을 인지하는 것에서 벗어나, 각자에게 내재된 아름다움을 발견해 볼 수 있을 것이다. 그렇게 요가는 도가 되며, 자신을 알아가며 진정한 삶과 자발적인 삶을 사는 방법이 된다. 이는 선에서 설명하는 무위와 일맥상통한다.

 이 숭고한 순간에 모든 것은 자연스럽게 결합된다. 자신을 완전하게 의식하며, 자발적인 수행을 하게 된다. 자신을 인지하려고 하지 않으며, 실제로 존재하지 않는 완벽에 도달하려고 노력하지 않는다. 현재를 기쁘게 맞이할 수 있게 된다. 사소한 부분에 집착하지 않고 자유롭고 중심 잡힌 마음으로 대한다. 당신은 매트에서 배운 것을 일상생활에 적용하며 중심 잡힌 삶을 살 수 있게 된다.

진정성과 자율성이 있다는 것은 있는 그대로의 자신이 되는 것을 의미한다. 오늘 당신의 손가락이 발가락에 닿지 않고, 시르사아사나의 균형이 완벽하지 않다는 것을 받아들인다는 것은 당신과 당신 주변의 자연 사이에 차이가 없다는 것을 이해하는 것과도 같다. 한 사람을 다른 사람보다 더 아름답다고 (또는 못생겼다고) 느끼도록 만들 수 있는 것은 존재하지 않는다. 한 명, 한 명이 모두 완벽하며, 그 누구도 다른 사람을 대체할 수 없다.

보다시피, 자율성이란 인생을 운에 맡기는 것이 아니다. 또는 기술이나 수련을 완전히 배제하는 것이 아니다. 본능에 맡기는 것도 아니다. 자율성이란 수련하지 않고, 당신의 영적 진화를 당연하게 여기라는 뜻도 아니다. 수련은 자각의 도구가 되기 때문에 꼭 필요하다. 몇 가지 예를 들어보자.

당신이 그림을 좋아하거나 요리를 특출나게 잘한다고 가정해 보자. 처음에는 본능에 이끌려 손에 붓을 쥐거나 부엌에 자주 갈 것이다. 왠지 무언가에 의해 이끌려 그렇게 되었고, 곧 당신은 꽃을 그리거나 요리를 하는데 타고난 재능이 있다는 것을 깨닫는다. 하지만 아무리 재능이 있다고 해도, 끊임없이 공부하고 연습하지 않는다면, 예술성은 절대 진화할 수 없고, 발달되지 않은 채 그저 본능적인 상태 그대로 남을 가능성이 높다.

하지만 반대로, 기술을 습득하고 나면, 행위는 독립적으로 일어나기 시작해, 자유롭게 그 기술을 사용할 수 있게 될 것이다. 동작이 자연스러워질 뿐만 아니라, 자신이 그린 그림이나 만든 요리가 곧 당신이 될 것이다. 몸짓에는 본능이 없다. 자율성은 본능이 아니다. 당신이 통제할 수 있는 것인 동시에 당신이 갖고 있지 않은 것이다. 당신이 얻은 것이지만 부드럽게 놓아준 것이기도 하다. 당신의 행위는 강요 없이 예술이 된다. 당신은 단전에 존재하며, 중심과 연결되어 있다. 그저 우연하게 시작했거나, 이상한 '부름'을 느꼈기 때문에 시작했을지 모를 요가 수련도 마찬가지다. 수련과 자신에 대한 연구, 그리고 얻은 것을 내려놓을 수 있는 능력이 있어야만 진정한 변화가 일어난다. 다시 한번, 당신은 무심이다. 생각은 고정되어 있지 않고, 자아를 인지하지 않으며, 당신은 당신 자신이며, 당신이 존재하게 만든 몸짓이 된다.

당신은 가볍다. 목적을 내려둔 채 현재에 충실하며, 힘들이지 않고 순서대로 다가간 파당구스타아사나가 곧 당신이 된다. 오다카 수련 중에 우리는 다음과 같은 말을 자주 한다.

몸을 지탱하는 지점을 가볍게 하세요
인생 또한 가벼워질 수 있도록 말이죠

의식을 가지면, 수련과 반복을 넘어서, 모든 것이 극도로 가벼워진다. 당신이 그림을 그리는 붓, 재료를 섞는 주걱, 아르다 찬드라사나에서 바닥에 놓인 손, 바카사나 자세에서의 무릎의 위치가 가벼워질 것이다. 애쓰는 마음은 사라지고, 가벼움만 남는다. 당신은 그 가벼움이다. 항상 그렇듯, 차이는 '도'에 있다. 기술은 기술 그 자체를 배

우는 것도 중요하지만, 자아를 탐구하기 위한 지식의 도구로서 학습하는 것이 더욱 중요하다. 왜냐하면 저절로 나타나는 본능적인 행위와 관련하여 의식이 생겨나기 때문인데, 이러한 의식은 기술을 세부적으로 배우면서 생겨난다.

요가 수련에서도 마찬가지다. 선에서 자율성을 가르친다고 해서 학문의 연구나 심화과정이 필요 없다는 뜻이 절대 아니다. 도가 그러하듯, 연구와 의식적인 실천 없이는 자율성의 상태에 도달할 수 없다. 모든 것이 있어야 할 대로 존재하고 모든 것이 저절로 발생하는 상태 말이다.

파도의 움직임 | 움직임에서의 유동성

바다와 파도는 우리 안에 있으며, 오다카 수련에 담겨 있기도 하다. 오다카 요가는 바다의 자연스러운 리듬을 관찰하다가 직관적으로 그 움직임을 재현하여 이를 인체에 적용하였다. 그리고 그 인체는 대부분 물로 이루어져 있으며 우리는 태초에 양수 속에서 움직인다. 오다카 요가 수련자는 파도처럼 움직이며 지속적인 흐름 속에서 근막을 깨운다. 그렇게 움직임은 연속적인 변화가 된다. 파도의 움직임은 '코어'에서 시작되어 확장되며, 모든 관절에 공간을 만들어 낸다. 이를 통해, 움직임이 활성화되고, 근육 및 정신의 균형이 높아진다. 그뿐만 아니라, 건강 상태와 내면의 역동성이 되살아 난다. 그렇게 아주 작은 차이도 큰 변화를 가져온다. 이러한 이유로 우리는 동작의 변화에 많은 노력을 기울인다. 아사나 전후의 움직임과 정지하는 순간(찰나)의 움직임, 그리고 그때 사용되는 신체 부위에 모두 집중한다. 찰나는 선禪의 전형이다. 그리고, 선禪의 상태에서야 비로소 우리는 현존하고, 중심을 잡을 수 있다.

아사나와 관련하여 완벽함이나 수행능력에 대해 고민하는 것은 주로 일반적인 정신·감정적 부담에서 비롯되며, 이는 신체 지능이 발현되는 것을 막는다. 반면, 움직임에서의 근육의 역할은 쉽게 설명할 수 있다. 근육의 기능은 모든 유형의 움직임과 회전, 그리고 굽히는 동작을 가능하게 하며, 수련을 할 때나 올바른 정렬을 갖는 데 있어 근육은 중심적인 역할을 한다. 몸의 정렬을 맞추고, 관절의 능력을 최상의 상태로 사용할 수 있는 것은 근육 덕분이다. 손가락을 들어 올리는 것과 같은 아주 간단한 동작조차도, 수많은 근육이 활성화되어야 하며, 이 근육들은 서로 시너지 효과를 낸다. 그렇다면, 아사나를 수행하는 데는 얼마나 많은 복잡성이 필요할지 한 번 생각해 보기 바란다.

그렇게 최상의 시너지 효과를 얻으면 유연하고 조화로우면서도 긴장감 없는 움직임을 만들어 낼 수 있게 된다. 결과적으로, 변화하는 움직임은 시퀀스 전체를 부드럽게 담아내게 될 것이다. 자세와 관련된 모든 관절과 근육을 사용할 때, 시너지 효과를 발휘하여 신체가 허용하는 최적의 결과를 얻기 위해서는 자신도 모르는 사이에 생체 물리학의 한 분야인 생체 역학 역학 방식을 통해 생물학적 시스템의 구조와 기능을 연구하는 학문으로 고체 및 유체의 역학을 신체에 대한 학문에 적용하였다 을 활용하게 된다.

이 접근법의 핵심은 골질 스트레스 분포, (관절 수준에서의) 동작, 자세를 유지하거나 움직이는 동안의 근육 참여에 초점을 두고 있다. 위와 같은 작용이 힘, 지렛대, 균형 작용의 결과라는 인식을 바탕에 두고 있기 때문이다.

그리고 이 접근법에서는 핵심적인 자세를 취하기 전에 일어나는 모든 단계의 움직임에 주의를 기울인다. 움직임을 올바르게 수행하면 신체에 불필요한 긴장감이나 불편함 또는 고통 없이 '결과'를 얻을 수 있으며, "स्थिरसुखमासनम् 스티라 수캄 아사남, sthira sukham āsanam" 상태에서 편안하게 쉴 수 있다. 이는 자세가 안정적이고 편안해야 한다는 뜻으로, 파탄잘리가 희망하는 바이기도 하다 (요가 수트라 2.46). 시간이 지남에 따라 매우 자연스러워질 이러한 움직임 덕분에 몸 안에 생각했던 것보다 훨씬 더 많은 공간을 가지고 있다는 사실을 발견할지도 모른다. 게다가, 파도의 움직임은 절대 멈추지 않고, 정체되지 않으며, 무한한 변화 속에 있는 존재의 자연적인 유동성을 드러낸다.

당신의 삶의 여정에서 고정된 것은 도대체 무엇이 있겠는가? 돌이켜보면 당신의 삶은 끊임없는 변화와 변혁으로 가득 찬 홍수와도 같았음을 깨닫게 될 것이다. 하지만 당신은 지금 삶의 이 시점에 있으며, 일상의 흐름에 따라 변화하고 있다. 진정으로 당신은 흐름이다. 그렇기에 흐름과 변화와 움직임은 매우 중요하다. 이들은 자연스러우며 우리가 살아가는 일상의 본질을 반영한다. 우리는 물이기에 끊임없이 변화하고 있다.

생체역학을 기반으로 지속적으로 연구를 진행하고 시험을 진행한 덕분에 체내 근막 연결성에 대한 이해를 바탕으로 시퀀스를 수행하는 방법을 알 수 있게 되었다. 시퀀스(플로우) 중에 밴드를 활용하면 신체의 일부분만 움직이는 것이 아니라 몸 전체를 통합적으로 움직일 수 있다.

다시 말해, 인간에게 있어서 다양한 수준에서의 통합의 개념을 보여준다. 요가의 관점에서 이는 매우 중요하다. 흐른다는 것은 몸 안에 살며, 자연스럽고 예민한 리듬과의 조화를 이루고 완전한 표현을 방해하는 제약으로부터 해방되어 오롯이 자유를 느끼도록 하는 심오한 활동이다. 몸이 계속해서 변화하며 유동적으로 표현을 지속하면 감정의 적응력이 높아지며, 감정이 흐르게 되어 장애물이 제거된다. 시간이 지남에 따라 점점 더 단단해지곤 하는 이러한 장애물은 내부의 에너지 흐름을 차단하고 심지어 외부에서도 신체 자체를 경직시킨다.

오다카는 라이프 스타일이자 전 세계 사람들에게 큰 변화를 일으킬 수 있는 방법론이다. 깨달음과 즐거움, 그리고 내면의 힘이 담겨있는 삶을 흐름을 구현한 광범위한 접근 방식이다.

오다카와 파도: 기원으로의 귀환

물이 되어라, 나의 친구여

마음을 비우십시오.
모양도 형태도 잊으십시오.

마치 물처럼.

컵에 물을 담으면 물이 컵이 되고,

병에 물을 담으면 물이 병이 되고,

주전자에 물을 담으면 주전자가 됩니다.

이제 물은 흐를 수도,

부서질 수도 있습니다.

물이 되십시오, 나의 친구여

– 이소룡 –

잠시 멈추어 바다와 바다가 불러일으키는 감각에 대해 곰곰이 생각해 본 적이 있는가? 바다의 짠 냄새, 그리고 파도가 부서지며 나는 소리가 진동이 되어 만들어낸 반향反響까지.

바다는 생명의 중요한 측면을 다룬다. 바다는 우리가 태어난 곳이며, 우리를 살아가게 한다. 우리가 호흡하는 산소의 50%가 바다에서 나오며, 이산화탄소의 3분의 1이 바다로 흘러가기 때문이다. 바다는 사실상 지구의 두 번째 허파인 셈이다.

오다카에서 물은 중요한 요소이다. 특히 물이 상징하는 것을 떠올려보면 더욱 그렇다. 물은 인체 조직에 필수적일 뿐 아니라, 우리를 모든 환경과 활기차게 연결해 준다. 물은 생명력의 근원이다. 물은 모든 세포를 흐르며 우리가 이 지구상에 존재할 수 있게 해준다. 물이 모든 곳에 존재하고 모든 것의 근원이라면, 물의 형상처럼 적응하고 움직이는 것은 진정한 자아를 다시 전유專有한다는 뜻이다.

'리그 베다'에서는 이 개념을 극도로 종합적이면서도 단순하게 설명한다. "나의 기원은 물과 바다에 있다(10.125). 바다는 무한하다. 수평선에 바다가 나타나는 것을 보자마자 그런 느낌이 마음속에 퍼질 것이다. 해안가에 부서지는 파도의 움직임을 가만히 관찰하다 보면 그 거대함을 느끼며, 한계를 넘어 탐험할 준비가 된다. 습관이나 사고방식 아래 가려진 것을 알아볼 준비가 된 것이다. 바다는 정화 작용을 한다. 바닷물에 빠져들면 몸속에 쌓인 신체적, 정식적 노폐물을 모두 씻어내게 된다.

인도에서 정화를 위한 관행 중 가장 중요하게 여기는 것 중 하나는 샤트 크리야샤트는 '여섯' 크리야는 '정화'를 의미한다로, 당연하게도 물과 소금을 사용한다. "하타 프라디피카Hatha Pradipika"나 "게란다 삼히타Gheranda Samitha"와 같은 고전에 나오는 크리야 중에는 물을 사용해 비강을 정화하는 잘라 네티 크리야Jala Neti Krya 와 결장과 장을 씻는 바스티 크리야Basti Krya 가 있는데, 고대 요가 수행자들은 이를 매우 중요하게 여겼다. 물론 이전만큼 이러한 관행이 대중적으로 이루어지지는 않지만, 오늘날까지도 정화 및 클렌징은 요가에서 상당한 가치를 지닌다. 사실, 파탄잘리의 첫 번째 니야마는 사우차이다. 저자가 이해하는 사우차는 순수성이다(가장 일반적인 해석으로 여겨지기도 한다). 참고로, 주요한 고전 문헌에서는 크리야 외에도 물의 세계를 다양하게 다루고 있다.

물은 아비야사와 바이라갸의 개념을 완벽하게 구현한다. 아비야사와 바이라갸는 요가 수련의 본질이며, 파탄잘리의 요가 수

트라에서도 찾아볼 수 있다. 아비야사는 지속적이고 멈추지 않는 기술의 반복을 의미하고 바이라갸는 선에서의 무소득無所得의 개념이 이야기하는 바와 같이 집착하지 않고 내려놓음을 의미한다. 이것만이 매트와 삶 속에서 진화에 이르는 유일한 방법이다. 즉, 끊임없이 수련하고, 바라거나 욕망하지 않고 내려놓기를 배워야 한다.

이러한 개념이 물과 무슨 관련이 있는지 궁금할 것이다. 한 지점에 물방울이 반복적으로 떨어지는 장면을 떠올려 보라. 연속성은 가장 단단한 바위의 모양까지도 바꾼다. 애리조나주의 그랜드 캐니언을 비롯하여 자연에서는 이러한 힘이 발현된 것을 자주 찾아볼 수 있다. 이제 파도에 당신의 몸을 내맡겨 아무런 저항 없이 바다의 표면 위로 떠올랐던 때를 상상해 보자. 나를 내려놓아야 비로소 물이 나를 지탱할 수 있다. 요가에서도 마찬가지다. 지속적으로 세심한 수행을 반복하기 위해서는 필연적으로 내려놓고, 집착을 버려야 한다. 아비야사와 바이라갸 없는 변화란 있을 수 없다.

반복의 힘과 내려놓는 유연함. 물은 그 이상이다. 물은 기쁨이자 눈물이다. 물속으로 뛰어들면서 웃어본 적이 몇 번이나 되는가? 또, 몇 번이나 겁을 먹었는가? 울다가 눈물이 짜다는 걸 깨달았던 건 또 몇 번이나 되는가? 바닷물에는 모든 감정이 담겨 있다. 다양한 연구가 진행되었지만 바닷물이 상징하는 바를 완전히 이해하는 것은 쉽지 않다. 장소, 마음의 상태, '기분 좋은' 자신을 발견할 수 있는 개념 등, 바닷물이 항상 상징해 온 것을 이해하는 것은 쉽지 않다.

이소룡이 말했던 물이 된다는 것은 오다카의 기본적인 초석 중 하나이다. 물이 된다면 우리는 기원으로 돌아가 자아를 되찾고, 하나가 되기 때문이다. 요가가 우리에게 가르쳐 주는 것처럼 말이다. 조개껍질 소리를 들어보았는가? 휴가에서 돌아오는 길에 바다 소리와 동행하기 위해 조개를 가져온 적이 있는가? 그리고 그 소리를 들으며 미소가 피어올랐는가? 물론 청각적인 착각이지만, 그 소리를 듣고 기분이 좋아졌다는 사실을 부인할 수는 없다. 바다의 소리에 귀를 기울이면 긴장이 풀리고 태초의 본질, 나의 기원으로 돌아가게 된다.

물과 움직임: 인생이라는 춤과 함께 흐르는 법

오다카 철학에서 물은 흐름을 따라 움직이는 태도를 의미한다. 우리는 흐름이기에 본질적으로 그 움직임 자체이다. 빈센트 반 고흐는 이 개념을 완벽하게 표현했다.

> 나는 모든 것이 원형圓形인 세상을 추구한다.
> 말하자면 형태적으로 시작도 끝도 없는 세상이다.
> 대신, 조화로운 완전체라는 개념, 즉,
> 조화로우며 오롯한 삶의 개념을 드러내고자 한다.

인간은 움직임과 유동성 속에서 자신의 본성을 찾는다. 왜냐하면 만물의 본성은 움직임이자 변화이기 때문이다. 당신도 본질로 변모할 것이다.

민들레 꽃을 불어 본 적이 있는가? 봄이 되면 도시 외곽에 있는 들판엔 민들레가 끝없이 펼쳐진다. 그리고 열매가 달린 민들레 꽃씨는 마치 춤을 추듯 공중에서 가볍게 돌며 흩어진다. 그 솜털은 노란 꽃잎을 가졌던 과거 민들레의 모습과는 더 이상 형태적으로 전혀 유사하지 않지만, 사실 근본적으로는 원래의 민들레와 같다. 그리고 그 춤을 춘 덕분에, 열매는 원래의 모습으로 돌아가게 된다. 노란 꽃잎을 가진 멋진 꽃으로 말이다. 창조, 보존, 파괴의 끝없는 순환. 모든 것은 끊임없이 변화하는 춤이다. 주변의 모든 것은 움직이고 있다.

놓인 시공간에 따라 다른 형태를 가질 수 있지만 본질은 훼손되지 않는다. 물과 마찬가지로, 열매는 실질적으로는 동일한 상태를 유지하며 여러 가지 형태를 취할 수 있다. 모든 것은 변화한다. 영구적인 계약이나 안정적인 관계를 원한다고 스스로에게 되뇌는 것은 마야의 착각에 빠져 자신을 기만하는 것이다. 사실 그 어떤 것도 멈춰있거나 영원하지 않기 때문이다. 우리는 모두 크고 작은 민들레이다. 우리가 확신할 수 있는 사실은 모든 것은 움직이고 변화한다는 것이다.

그렇다면 우리는 왜 안정을 추구하는가? 정적인 상태를 만들어내는 안정은 고통을 낳는다. 고통을 받고 싶어 했다니 너무도 우습지 않은가. '안정'을 원하고, 따라서 자연스럽게 흐르는 만물의 본질인 역동성을 거스를 때마다 오히려 고통이 생겨난다. 동양인들은 역동성을 거스르지 않는다.

힌두교, 불교, 도교, 선종 등 동양의 신비주의에 관한 책을 펼쳐보면 동양인들이 얼마나 본질적으로 역동적인 세계관을 가지고 있는지 알 수 있다. 동양인은 움직임이 만물의 본질이며, 그것을 생성하는 힘은 외부에서 오는 것이 아니라 물질의 본질적인 속성이라고 이해한다. 종교 문화와 관련해서도 동서양의 구분이 명확하다. 서양에서는 세계를 창조한 외부의 존재로서 신을 바라보는 한편, 동양에서 바라보는 신은 만물을 구성하는 현실 세계를 창조하는 원리이다. 힌두교에서는 이를 브라만이라고 부른다. 화려함과 신비로움으로 가득한 힌두교 신화에 따르면, 세계의 창조는 '릴라'라는 게임에 불과하다. 강력한 창조의 힘을 통해 세상이 되었다가 다시 브라만이라는 존재로 돌아오는 게임인 것이다. 앨런 왓츠가 자신의 저서 "책을 위한 책" ● 에서 말했듯, 그것은 신이 자신과 숨바꼭질을 하는 것과 같다.

어렸을 때 숨바꼭질을 해본 적 있는가? 잡히지 않기 위해 침대 밑이나 문 뒤에서 쥐 죽은 듯 숨어있었을 것이다. 이번엔, 자신이 술래가 된다고 상상해 보자. 아빠나 엄마, 친구가 아니라 바로 당신이 술래가 된다. 이성적인 사람에게는 역설적으로 들릴지 모르지만, 이것이 바로 신성한 놀이인 릴라의 신화이다. 당신을 찾는 사람이 당신이 아니라 다른 누군가라고 계속 믿는 한, 당신은 계속해서 환상, 즉 마야의 손아귀에 사로잡히게 될 것이다. 변치 않고 고정되어 있는 형태를 현실이라 믿으며 진정한 현실과 혼동하게 될 것이다.

릴라는 게임이다. 그렇기 때문에 매우 역동적이고 재미있다. 릴라는 움직이는 우주다. 숨바꼭질을 하는 아이들을 보면, 같은

● 앨런 와츠, 박상준 옮김, **책을 위한 책**, 장원 출판사
　원저: Watts, Alan, The Book: On the Taboo Against Knowing Who You Are, Vintage Books USA

장소에 몇 분 이상 머무르지 못한다는 걸 쉽게 알아차릴 수 있을 것이다. 숨어 있는 아이들보다 움직이는 아이들을 발견할 가능성이 훨씬 높다. 모든 우주는 창조의 힘이 파괴의 힘과 충돌하고, 다시 균형을 이루는 리듬감 있는 춤이다.

요가의 가장 오래된 기원을 찾아볼 수 있는 힌두교 신화에서는 역사상 가장 매혹적인 춤 중 하나인 시바의 춤이 등장하는데, 우주의 변화가 아주 잘 표현되어 있다. 여기에서, 시바 신은 무용수의 왕으로 등장한다. 이 춤은 우주 전체의 기반이 되는 생성과 소멸, 삶과 죽음이 계속되는 우주의 리듬을 나타낸다. 많은 팔과 다리를 가진 시바 신의 리듬감 있는 움직임은 신체 자체가 역동적인 흐름임을 상기시킨다. 그리고 그 흐름 속에서 어떤 형태를 정확히 구별하거나, 이름을 붙여 분류하는 일은 본질적으로 불가능하다. 형태와 이름에 집착하는 마음 자체가 바로 마야, 즉 순전한 환상일 뿐이다.

인도 예술에서 가장 자주 등장하는 장면 중 하나는 시바의 춤이다. 인도에 가 본 적은 없더라도 화려한 시바 신이 매혹적인 춤을 추는 모습은 한 번쯤 접해봤을 것이다. 그 시바 신은 죽음과 삶의 순환, 즉 윤회의 불꽃 고리 속에서 춤을 춘다. 시바 신은 우주를 창조하고 파괴하는 힘, 타마스의 상징적인 존재다. 위쪽 오른손엔 북을 들고 있는데, 이 북은 태초 창조를 알리는 소리를 상징한다. 위쪽 왼손에 쥔 불꽃은 파괴의 에너지를 나타낸다. 이 두 손의 균형은 창조와 소멸이 끊임없이 반복되는 우주의 리듬을 드러낸다. 아래쪽 오른손은 두려워하지 말라는 몸짓을 취하고 있는데, 이는 보존, 보호, 평화를 의미한다. 한편, 아래쪽 왼손은 들어 올린 발을 향해 뻗어 있으며, 이는 세속적 욕망과 환상, 곧 마야로부터의 해방을 상징한다. 이렇게 시바가 추는 우주의 춤은 논리나 추측을 초월한, 압도적이고 명징한 이미지로 다가온다. 인도 미술사학자이자 힌두 철학자인 아난다 쿠마라스와미는 이를 "예술과 종교가 표현할 수 있는 가장 명확한 신성의 형상"이라 말한다.

신화에 따르면, 역사상 최초의 요가 수행자로 알려진 파탄잘리도 시바 신의 우주의 춤에 의해 탄생하게 되었다. 그 전설에 따르면, 어느 날 만물의 수호자이자 보호자인 비슈누는 뱀의 신이자 그의 수송자인 아디세샤 위에 앉아 있었다. 비슈누는 시바의 매혹적인 춤을 보다가 너무 충격을 받은 나머지 몸이 진동하기 시작했고 아디세샤를 짓눌러 아디세샤는 거의 숨이 멎을 지경에 이르렀다. 춤이 끝나자 비슈누의 몸은 다시 가벼워졌다. 아디세샤가 무슨 일이 일어난 건지 묻자, 시바는 우아하며 아름답고 강력한 춤이 자신에게 강력한 진동을 일으켰다고 대답했다. 그 경험에 매료된 아디세샤는 비슈누를 기쁘게 하기 위해 춤을 배우고 싶다는 열망을 밝혔다. 감명을 받은 비슈누는 시바가 아디세샤를 인간으로 화신 시켜 인간에게 즐거움을 줄 뿐만 아니라, 춤을 추고 싶은 욕망도 충족할 수 있을 것이라고 예언했다. 예언대로 고니카라는 독실한 요가 수행자가 어머니로 선택되었는데, 고니카는 지상에서의 삶이 얼마 남지 않은 고행자였고, 마침 요가에 대한 자신의 모든 지식을 전수할 후계자를 찾지 못하고 있는 상태였다. 고니카는 매일과 같이 눈을 감고 태양 앞에 엎드려, 제물로 바친 물을 담은 잔을 두 손으로 든 채 자신의 날이 저물기 전에 아들을 낳도록 축복해 달라고 간청했다. 아디세샤는 고니카를 기쁘게 하기로 결정했고, 고니카가 눈을 떴을 때 자신의 손에는 작은 뱀이 놓여 곧 인간으로 바뀌었다. 청년은 요가 수행자인 고니카 앞에 몸을 숙이고 자신을 아들로 받아달라고 부탁했다. 고니카는 승낙하였고, 그를 파탄잘리라고 이름 지었다.

모든 것은 움직임이며, 그 움직임은 기본적으로 평화롭다. 본디 움직임은 조화를 만들어내기 때문이다. 민들레 꽃씨를 기억하는가? 바람에 민들레 꽃씨가 날아가며 형태가 흩어지는 동안 긴장감이나 고통은 없다. 민들레 꽃이 활짝 필 수 있는 것은 바람의 움직임 덕분이기에 그렇다. 죽음은 삶의 일부이다. 이게 바로 시바의 춤이다. 끊임없이 죽고 다시 태어나는 역동적이고 무한한 흐름이며, 엄청난 고통 없이는 거스를 수 없는 연속성을 가진다. 고통을 겪는다는 것은 본질적으로 변화할 수밖에 없는 '무언가'를 보존하려고 하기 때문이다. 삶과 죽음의 순환은 항상 조화를 이룬다.

몸에 있는 세포들을 생각해 보자. 세포는 매일 연속적으로 바뀌며 재생한다. 개인적인 수준의 관점으로만 바라본다면, 이 과정이 고통스러워 보이거나, 불공평해 보일 수 있지만, 거시적인 차원에서 바라보면, 이 과정은 조화를 만들어낸다. 흐르도록 하고, 저항 없이 자동으로 변화가 일어나도록 하자. 파도에 몸을 맡길 때처럼 물결에 휩쓸려 그 흐름에 몸을 맡겨보자. 끊임없이 변화하고 변모하는 물이 되어보자.

우주의 춤이 신화(힌두교, 도교, 불교)나 일화, 또는 우화일 뿐이라고 생각한다면 마음을 바꿔야 할 것이다. 실제로는 매우 가시적이고, 물리적 수준에서 입증할 수 있기 때문이다. 특히 미국의 물리학자이자 동양철학 학자인 프리초프 카프라는 저서 '현대물리학과 동양사상The Tao of Physics'에서 현대물리학이 아원자 입자 수준에서 바라보았을 때, 진정한 우주의 춤으로 간주된다는 점을 강조했다. 물질이 기본 입자로 구성되었다고 믿었던 고전 물리학(정적인 개체와 분리된 개체)과는 달리, 현대 물리학에서 물질은 역동적이고 무한한 상호 연결 시스템 속에 있다고 본다. 더불어, 그리스 학자들이 문화적으로 남긴 유산은 그 어떠한 실질적 근거가 없다는 사실을 역설한다.

  원자를 생각해 보자. 원자를 떠올린다면 어떤 모양인가? 아마도 둥글고 매우 단단한 공과 같은 모양을 떠올릴 것이다. 이번엔 생각을 넓혀 나의 몸도 원자로 구성되어 있다는 것에 집중해 보자. 원자는 나와 분리되어 있지 않다. 왜냐하면 내가 그 원자이기 때문이다.

  현대 물리학은 원자가 단순한 기본 입자가 아니라 에너지 상호작용으로 형성된 결과임을 보여주고 있다. 카프라가 논문에서 설명했듯,

---

물질의 '입체적인' 측면은
아원자 입자인 전자의 세계와 연결된
'전형적인 양자 효과'의 결과이다.

입자가 공간에 갇히면, 입자는 이 한계에 반응하여 흔들린다.
즉, 입자를 구속하는 영역이 작을수록 입자는 더 빠르게 움직인다.

전자가 양력에 의해 핵과 더 많이 결합할수록,

더욱 소용돌이치며 한계에 더 강하게 반응하게 된다.

이러한 전자의 빠른 움직임이 원자를 구체로 인식하게 만든다.
이는 마치 빠르게 회전하는 나선이
우리 눈에는 원반처럼 보이는 것과 같다

이 원리가 전자에 적용 가능하다면, 원자핵(원자의 핵을 구성하는 양자, 중성자, 아원자 입자)에도 동일하게 적용된다.

원자핵도 마찬가지로
매우 빠른 속도로 이동하여 구속에 반응하며,

핵의 부피는 훨씬 작기 때문에
반응은 훨씬 더 격렬하다.
원자핵은 핵 안에서 초당 약 60,000km의 속도로 흐른다!

따라서 이 운동에 의해 생성되는 에너지는 매우 강력하다. 정적이고 확실하다고 생각해왔던 것들조차도 사실은 예측할 수 없는 기본 입자의 역동적인 관계를 통한 결실이다. 즉, 움직임과 흐름의 결과이다. 더 놀라운 사실은 인간의 몸에서도 이와 같은 움직임이 일어난다.

이와 같은 물리학을 기반으로 보자면, 당신은 본질적으로 매우 빠른 속도로 소용돌이치는 움직임으로 구성되어 있기에 움직이지 않겠다는 것은 말도 안 되는 것이다. 양자 물리학에 따르면 세상을 단순한 요소로 분해하는 것은 불가능하다. 왜냐하면 (자신을 포함하여) 우리가 보는 모든 것은 에너지, 연결, 상호 의존성이기 때문이다.

질량은 동적인 에너지의 한 형태에 불과하다. 특이한 점은 아원자 입자들이 에너지에 의해 만들어진 다른 입자로 변형될 수 있지만, 그 입자들은 에너지로 변형되면서 사라질 수도 있다는 점이다. 이제, 당신도 고입자로 구성되어 있다는 점을 생각한다면, 상관관계를 쉽게 이해할 수 있을 것이다. 간단히 말해서, 우주 전체는 분리할 수 없으며, 영구적으로 연결되어 있고, 에너지 구성이 끊임없이 교환되는 동적인 네트워크이다.

모든 것은 연결이며 흐름이다. 앨런 와츠는 그의 저서에서 이 조밀한 상호 연결 네트워크를 두고, 잉크로 가득 찬 잉크 통을 벽에 던진 것에 비교함으로써 그 개념을 설명한다. 잉크 병은 빅뱅을, 벽에 튀겨진 잉크는 창조물이라고 가정해 보자. 당신, 아마존 열대 우림의 나무, 남극의 북극곰, 우리를 따뜻하게 해주는 태양, 은하수, 세상에 존재하는 무한한 은하계까지도 모두 창조물이다.

잉크 병이 벽에 부딪힌 지점에서 멀리 떨어진 벽에 그려진 스케치가 바로 당신이다. 생각을 확장해 보면, 당신은 잉크 병을 던지기 전에 잉크병에 들어있던 잉크이자 그 주변의 모든 것이기도 하다. 당신과 당신을 둘러싸고 있는 모든 것은 태초에 내재된 전체의 일부이다. 당신은 별들로 이루어져 있고 브라만은 모든 것의 본질이다. 왜냐하면 태초에 존재하는 것은 당신의 일부이며, 당신이 태초의 일부이기 때문이다. 물처럼 움직이면서 삶의 흐름에 몸을 맡기면, 당신은 태초로 돌아가 창조-보존-파멸의 춤에 자신을 투영시킬 수 있을 것이다. 더불어, 이모빌리즘^{immobilism}은 현혹된 마음이 빚어낸 결과라는 것을 이해하게 될 것이다.

굳이 현상을 유지하고 싶어 하는 이유는 무엇인가? 속거나 조롱 당하기를 즐기는가? 비웃음 당하는 건 그다지 유쾌하지 않을 것이다. 하지만, 스스로에게 안정만을 강요한다면, 그때야말로 스스로를 속이는 것이다. 사실 당신은 상상할 수 없는 속도로 소용돌이치는 입자로 이루어졌다는 사실을 잊어버린 것이다. "나는 단지 약간의 안정을 원할뿐이야!"라는 숙명적인 문장을 수없이 들어보았을 것이다. 심지어 스스로에게 그렇게 되뇐 적도 있지 않은가?

난 그저 약간의 안정을 원할 뿐이야

왜 안정을 추구하는가? 그저 거짓일 뿐인데 말이다. 자신을 속여야 할 이유는 없다. 당신은 움직임이다. 당신은 모든 것을 창조하고 모든 것을 파괴하는 시바의 춤이다. 당신은 변화하는 물이다.

그렇기 때문에 오다카 요가에서는 끊임없이 이어지는 플로우 수련을 한다. 당신은 이미 그 흐름이기 때문에 어렵게 생각할 필요는 없다. 오다카 요가 수련에서는 모든 자세에 이름이 있는 것은 아니다. 자세는 그저 계속해서 생겨나고 해체된다. 실제로, 기氣 플로우 에너지가 흐르고 호흡의 균형이 다시 잡히는 것을 목표로 하는 일련의 리듬 동작 를 할 때, 당신은 자세의 시작이나 끝에 있다거나 한정된 형태에 머무른다고 말하기는 어렵다. 수학적인 단어나 공식으로 묘사할 수도 없다. 당신은 항상 그 움직임, 그 변화 속에 있다. 우리가 이전 장에서 여러 번 얘기했던 전환에 있는 것이다. A라는 지점이나 B라는 지점이 존재하지 않고 오직 지금 여기에서의 변화만이 존재한다는 것이 사실이라면, 당신 역시 항상 움직임 속에 존재한다는 것도 마찬가지로 사실일 것이다. 당신은 움직임이다. 오다카 수련에는 이 역동성의 개념이 뿌리 깊이 자리하고 있으며, 이 모든 본질을 포괄하는 특정한 자세가 있다. 바로 시바의 춤이다. 이 자세는 오다카 요가에서 가장 상징적이며, 균형 시퀀스와 전사 자세의 시작이기도 하다. 시바의 우주 춤에는 죽음이나 혼돈, 그리고 변화를 두려워하지 않으면서도 자신의 중심을 지키며 흔들리지 않는 전사 정신의 기반이 접목되어 있다.

유연한 몸과 마음: 뻣뻣함 풀어내기

놀고 있는 아이를 지켜보자. 만약 아이가 발에 걸려 넘어진다면 꽤 아파할 수 있다. 놀라서 소리를 지르거나 울음을 터뜨릴 수도 있다. 그래도 대부분은 무릎이 까지는 정도로, 큰 부상으로 이어지지는 않는다. 과장하자면, 아이들은 마치 바닥에 부딪혔다가 튕겨 나오는 것처럼 보이기도 한다. 하지만 성인이 넘어질 때는 상황이 전혀 다르다.

대퇴골 골절처럼 꽤 심각한 부상을 입을 가능성도 있기 때문이다.

왜 이렇게 다른 결과를 맞이하게 되는 걸까? 나이가 들수록 우리 몸속의 소중한 수분이 줄어들고, 몸은 점점 더 경직되기 때문이다. 다시 말해, 물이 가진 특성을 점차 잃어간다. 아이들에게서 볼 수 있는 순응력, 유동성, 유연한 태도 같은 것들 말이다.

한편, 물은 어떻게든 충격을 완화한다. 분자의 차원에서뿐만 아니라 정신과 감정의 차원에서도 그렇다. 그래서 아이는 더 유연하고, 무엇보다 두려움이 적다. 반면, 나이가 들수록 우리는 정확하고 경직된 자세를 취하려 한다. 유동성과 자신을 내려놓는 능력을 잃어가며, 자신뿐 아니라 주변까지 통제하려 애쓴다. 마치 우리가 본래 물에서 태어나고 물로 이루어졌다는 사실을 잊은 것처럼 말이다.

자신을 주변의 요소들과 분리된 존재로 여기지 말자. 우리의 기원은 모두 같다. 이제 한 걸음 뒤로 물러서서 바라보자. 이미 알고 있듯, 물은 모든 형태를 취할 수 있으면서도 고유한 형태를 갖지 않는 유동적인 존재다. 인간은 나이가 들수록 단순히 체내 수분을 잃는 것뿐만 아니라, 물이 지닌 특성을 잃고, 점점 더 경직되어 간다.

화학자의 실험실을 떠올려 보자. 그곳엔 앰풀과 깔때기, 정교한 배관 시스템으로 연결된 튜브로 가득하다. 이제 증류기에서 순환하는 물, 병에서 다른 병으로 이동하는 물이 만들어내는 다양한 형태에 주목해 보자.

깔때기를 바라보라는 이유는 더 많은 유동성을 흉내 내라는 뜻이 아니다. 오히려 단순하게, 당신의 몸이 변화에 어떻게 적응하는지를 바라보라는 의미다.

오다카에서 이야기하는 신체 수련의 유동성이란 관절의 움직임을 통해 아사나에 유연하게 적응하는 능력을 의미한다. 이런 접근은 우리 몸의 체액에 직접 작용해, 관절이 탈수되지 않도록 막고 움직임을 통해 수분이 자연스럽게 흐르도록 이끌어준다.

하지만 그뿐만이 아니다. 물처럼 움직인다는 것은 형태에 적응하여 그 형태가 되고, 긴장감이나 애쓰는 마음 없이도 온전함을 유지하는 것을 의미한다. 이는 각자의 특성과 체질의 한계를 넘어서지 않으면서도, 신체가 자연스럽게 아사나에 들어갈 수 있도록 돕는다. 나아가, 자신에게 가장 알맞은 방식으로 아사나를 구현할 수 있음을 뜻한다. 다시 말해, 자신의 몸과 현재의 순간을 존중하며 자세에서 자세로 흐르고, 변화하는 움직임 속에서 완전히 깨어 있는 상태로 존재하며, 근육이 찢어지거나 당기는 문제없이 중심으로부터 몸을 움직이는 것이다. 따라서, 완전한 상태의 호흡과 움직임을 통해 자세에 들어가며, 아사나 동작과 그 동작으로 가는 과정 모두를 중요시하게 된다.

유동적이라는 것은 적응할 수 있다는 뜻이다. 삶에서 일어나는 많은 일에 대처하는 유일한 방법은 순응하는 것이다. 그렇기에 우리는 결코 타성에 젖거나 습관에만 기대어 살아갈 수 없다. 요령을 피우거나 익숙한 방식대로만 일상을 반복하는 것은 결국 자신과 주변을 통제하려는 헛된 시도일 뿐이다.

떡갈나무 가지 위에 눈이 쌓이면 언젠가는 그 무게를 이기지 못하고 부러지고 만다. 강하고 단단한 나뭇가지는 무게를 거스르기 때문이다. 하지만, 같은 상황에서도 버드나무는 다르다. 버드나무 가지는 휘어지며 눈을 천천히 지면으로 흘려보낸다. 유연하게 구부러진 가지는 눈을 더 빨리 떨궈내고, 결국 본래의 형태를 온전하게 유지한다. 삶이라는 전장 앞에서 진정으로 견디는 힘은 유동성과 적응력, 그리고 고정된 형태에 갇히지 않는 자유로움에서 나온다.

자신을 깨부숴라. 가장 이상적인 자세이든, 사회적 지위이든 자신을 하나의 형태에 투사하는 순간, 우리는 자아를 키우고 있는 것이다. 그것은 결국 멈춰 서 있는 것과 다르지 않다. 끊임없이 움직이고 진화하는 이 현실 속에서 어찌 가만히 서 있을 수 있겠는가. 당신은 변화이다.

중심으로부터 움직이기: 유동성과 안정성

200미터 이상 깊이로 잠수해 들어가면 놀라운 사실을 마주하게 된다. 깊은 바닷속에서는 물이 거의 움직이지 않는다. 물은 끊임없이 흐르고, 빠르게 휘몰아치며, 때로는 수십미터의 파도를 일으킬 수도 있지만, 동시에 놀라운 안정성도 지니고 있다. 예를 들어, 바다의 수면은 계속해서 일렁이고 변하지만, 해저는 고요하고 평온하며 깊은 정적 속에 머문다.

해수면이 아무리 요동쳐도, 해저에 있는 물의 응집력과 고요함은 깨뜨릴 수 없는 것처럼 낮과 밤이나 여름과 겨울 사이의 강렬한 온도 변화도 물에 큰 영향을 주지 못한다. 물은 본질적으로 안정성을 지닌 존재로, 열을 천천히 방출하며 오래도록 열을 유지한다. 그리고 알다시피 이를 통해 지구에 생명체가 살아갈 수 있다. 이 관찰을 통해 이전 장에서 드러난 물의 이론을 다시 확인할 수 있다. 즉, 움직임은 움직이지 않음으로부터 비롯되며 그 중심에는 결코 흔들리지 않는 고요함이 있다. 물의 이러한 측면은 오다카 기술의 초석을 이룬다. 행동이 '행동하지 않음'에서 비롯된다는 선의 원리를 정확히 구현하기 때문이다. 그리고 이 원칙은 단순히 물리적인 영역에 한정되지 않으며, 정신적인 태도에도 적용된다. 이 태도에서 고요함은 무심을 나타낸다. 무심은 혼돈 속에서도 움직이지 않는 전사의 중심이다. 마음이 현존하면 행동 역시 그 자리에 머무를 수 있다. 오직 마음이 없는 상태, 즉 무심을 통해서만 우리는 진정한 자유에 이를 수 있다.

세부적인 것에 집착하지 않고 사물을 넓게 바라보는 시선처럼, 마음 또한 그렇게 쓰여야 한다. 무심은 폭풍의 눈과 같은 고요함, 나선의 중심과도 같다. 단전이라고 부르는 이 중심은 근본적인 중요성을 지니며 모든 움직임과 동작, 그리고 수련의 기반이 되는 초석을 상징한다.

아비야사와 바이라기야의 개념으로 다시 돌아가 보자. 반복되는 수련으로서의 움직임은 지치지 않는 집중과 의지 (아비야사)를 필요로 한다. 하지만 진정한 의미에서의 실용적이고 내적인 진화는 물질적인 차원에서 기술이 충분히 숙달될 때 비로소 이루어진다. 그 과정 속에서 우리는 야망이나 잘하고 싶다는 욕망, 혹은 실패에 대한 두려움, 자아를 드러내고자 하는 충동이 오히려 수련에 방해가 될 수 있음을 깨닫게 된다. 자아를 내려놓는 순간 (바이라갸) 영혼은 안정을 찾고, 결국 움직이지 않음 속에서 움직임이 시작된다. 다시 말해, 중심으로부터 비롯되는 행동이 무심으로 이끈다.

포기한다는 것. 동일시에서 벗어나 그저 존재하는 상태에 도달하는 것. 그 지점에 이르면 모든 것은 저절로 일어나며, 행동 역시 더 이상 통제되지 않고 자연스럽게 흐르게 된다. 이것이 바로 무심이다. 분명히, 그 시작에는 기원이 있다. 그리고 그 기원은 파도의 움직임처럼 끊임없이 이어지면서도, 동시에 폭풍의 눈처럼 고요하고 움직이지 않는다.

지금, 유동적으로 움직이기: 변화의 중요성

고요함/움직임, 행동/행동하지 않음, 마음/무심, 이와 같은 상반된 개념이 통합될 때, 호흡과 호흡 사이에서, (선종에서 '찰나'라고 이야기하는) 변화가 발생한다. 이러한 변화는 육체적으로도 느낄 수 있다.

물속에서 움직여 본 적이 있는가? 그때의 감각을 다시 떠올려보자. 몸이 가벼워졌다고 느꼈을 수도 있지만, 어쩌면 그 순간 우리는 지금 이 순간에 더욱 충실했는지도 모른다. 물속에서는 저항이 있기 때문에 자연스레 움직임 하나하나에 집중하게 되고, 그로 인해 동작의 변화와 감각을 더 선명하게 느끼게 된다. 물에서는 갑작스럽고 빠른 행동은 어렵고, 모든 움직임은 천천히, 조심스럽게 이뤄진다. 물에 잠긴 팔을 단순히 들어 올리는 일조차 시간이 걸린다.

팔의 움직임이 어디에서 시작되고 어디에서 끝나는가는 중요하지 않다. 중요한 것은 그 사이에 일어나는 모든 변화, 즉 움직임 자체다. 이러한 감각의 연장은 우리가 자세를 취하거나 움직이는 동안, 그 경험을 더 깊이 느끼도록 돕는 놀라운 효과를 가져온다. 물속에서 몸을 회전하든 단순히 뛰어 오르는 동작을 하든 상관없다. 움직임을 통해 '지금, 여기'로 이끌리게 된다. 그 순간, 우리는 현존하고, 존재하며, 본질을 느끼게 된다.

오다카에서 변화는 필수적이다. 하지만 요가는 종종 어떤 목표를 달성하기 위한 수단으로 변질되곤 한다. 허리 통증을 없애기 위해, 3분 동안 핀차 마유라아사나 자세를 버텨내고, 오래도록 명상에 잠기기 위해, 혹은 수업을 '버텨내고' 비로소 사바사나를 즐기기 위해 수련에 임하는 경우가 많다. 목표에만 집중하면, 과정이나 자아 탐색(도道), 순간의 경험, 몸과 마음의 움직임에 대한 시각을 완전히 잃는다. 당신은 떠나는 순간이나 도착하는 순간에만 존재하지 않았는가. 그렇다면 그 사이의 모든 변화의 순간들은 어디로 사라진 것인가? 당신은 어디에 있었는가. 그리고 무엇보다도, 그 모든 순간 속에서 당신은 누구였는가.

이는 기계적이고 자동적으로 움직인 결과이다. 자동인형처럼 반복적으로 움직인다면, 그 안에는 당신만의 의도나 개성이 담기기 어렵다. 단순히 A 지점에서 B 지점으로 가듯 직선적으로 움직인다면, 움직임 자체만을 지속하게 된다. 즉, 움직임 사이에 있는 것, 다시 말해, 진정한 자신을 잃게 된다. 오다카 요가는 뉘앙스에 집중한다. 근육과 관절, 뼈를 고려하며, '모든 순간'에 집중하며, 신체적으로 미묘하게 일어나는 미세한 움직임을 모두 중요하게 여긴다. 미세한 움직임 하나하나를 중요하게 여기면 자연스럽게 유동성이 생겨난다. '흐름'은 변화에 대한 관심에서 저절로 생겨난다. 몸의 움직임에 귀 기울일 때 몸짓은 매 순간 자연스럽게 유동적으로 흐르기 때문이다.

그렇게 현존하게 된다. 지금 이 순간, 변화 속에 존재한다. 하지만, 이미 시도한 아사나, 혹은 앞으로 할 아사나에서 현존이 생겨나지는 않는다. 오히려, 움직임과 다음 움직임 사이, 생각과 다음 생각 사이, 자세와 다음 자세 사이에 존재하는 변화의 순간에 현존할 수 있다. 어떤 사건 사이의 순간이나 그때 일어나는 변화는 고정적이지 않다. 사실 그것은 끊임없는 '시간', 즉 영원한 순간이다. 만약 이 개념을 이해하기 어렵다면, 마음을 내려놓길 바란다. 더 미묘한 도구를 통해 이해할 수 있을 것이다.

선禪에서는 생각과 생각 사이의 찰나에 본래의 지혜가 발현될 수 있다고 보기에, 그 순간은 매우 중요하게 여긴다. 이는 마치 생각과 사고방식이라는 고속 기차를 타는 것과도 같다. 승객인 당신은 열차의 속도를 늦출 수 없기에 불안하고, 과민해지며, 점점 불안정함을 느끼게 된다. 늘 과거와 미래에 머물러 있을 뿐, 정작 현재에는 머무르지 못하는 것이다. 하지만 길을 따라가다 보면 정류장이 있고, 그 사이의 경로 또한 존재한다. 우리는 원한다면 열차에서 내려 세상을 직접 걸어보고, 맛보며, 그 일부가 되어볼 수도 있다. 끊임없이 흘러가는 풍경을 그저 창밖으로 바라보는 승객들과 다르게 말이다. 그들은 경주를 멈추지 못한 채 달려가느라 지평선의 섬세한 풍경까지는 결코 제대로 볼 수 없다. 그들의 시간은 결코 멈추지 않고, 고요함은 존재하지 않으며, 세상과 진정으로 연결되기도 어렵다.

오다카 수련에서는 '멈춤'을 지속하는 법을 배운다. 멈춘 그 순간, 그리고 그 순간을 넘어선 변화 속에서 비로소 인식이 일어나기 때문이다. 마치 호흡과 호흡 사이의 틈처럼, 그 짧은 시공간 안으로 온전히 들어가야만 우리는 깨어 있을 수 있고, 의식할 수 있다. 인식은 곧 진화이다. 자각하지 못하면 진화하지 못하고, 똑같은 시퀀스만을 계속해서 반복하게 될 것이다. 매트 위에서뿐 아니라 삶의 흐름 속에서도 마찬가지이다. 그렇게되면 우리는 세상이 변해가는 창밖 풍경을 그저 바라보기만하게 될 것이다.

파도의 움직임: 애쓰지 않도록 도와주는 유동성

느린 움직임과 변화는 또 다른 위대한 진리를 일깨워준다. 바로, 애쓰지 않는 것이다. 어린 시절 바닷가에서 공중제비를 돌던 순간을 떠올려보자. 피곤함을 느꼈는가? 아니면 기뻐하며 밤늦게까지 공중제비를 돌고 싶었는가? 물처럼 움직일 때, 노력은 필요하지 않다. 체액이 자연스럽게 균형을 이루듯, 힘들이지 않고 흐를 수 있다. 애쓰지 않고 물처럼 움직이는 상태가 바로 무위다. 무위란 '강제하지 않음' 또는 '방해하지 않음'으로 해석되는 선종의 원리이며 이전 장에서 이미 논의한 바 있다. 이는 장애물을 피해 유연하게 적응하는 인간의 본성을 나타낸다. 물처럼 말이다.

　　　　매트 위에서든 삶에서든 자신을 통제하려 할 때면, 대개 상황을 억지로 끌고 가며 스스로 만든 환상에 현실을 끼워 맞추려 하게 된다. 그러면 곧 내면에서 갈등이 발생한다. 머릿속에서 그린 생각과 실제 현실이 일치하지 않기 때문에 긴장이 발생하고, 결국 그

불일치를 스스로 자각하게 된다.

예를 들어보자. 나무를 벨 때, 결을 따라 자르면 크게 어렵지 않다. 반면, 결의 방향과 다르게 벤다면 힘이 훨씬 많이 든다. 사물의 결을 따라 주요한 길에 관심을 갖는 것. 이것이 바로 무위이다. 자연과 일치하는 방식으로 움직이면 일이 간단해진다. 우리의 혈관은 유동적이다. 이를 따르자. 폭풍의 파도 앞에서 싸울 필요는 없다. 저항하지 않고 파도를 따라 물의 흐름에 몸을 맡기면 무사히 빠져나올 가능성이 높다. 유동성과 적응력이 생긴다. 그러나 더 중요한 것은, 마음도 두려움도 내려놓게 된다는 점이다. 이렇게 당신은 상황과 함께 흘러갈 준비가 된다. 그렇게, 공중제비에 실패하고 땅에 넘어진 그때의 아이로 돌아가게 된다. 본성에 의존하는 사람들은 두려움이 없고 유연하며 극히 자유롭다. 상황에 저항하지 않기에 전혀 애쓰지 않고도 파도를 따라 부드럽게 흐른다.

유동성과 변화: 삶의 방식

물은 변화이다. 끊임없이 변화하기 때문이며, 물에 삶의 변화가 내재되어 있기 때문이기도 하다. 인생을 강이라고 상상해 보자. 매일 같은 시간에 같은 지점의 강에 잠수한다고 해도 그곳의 물은 결코 같지 않다. 본질(강)은 여전히 동일하지만, 그곳에서 경험하는 바는 매번 다르다. 삶도 마찬가지다. 물에 잠겨 있는 나는 항상 같은 사람이지만, 근본적으로 나는 항상 다르다. 매일 요가 매트에서 똑같은 시퀀스를 반복한다 해도, 움직임을 인식한다면 아사나를 통해 매번 다른 통찰력을 얻는 나 자신을 발견할 것이다. 물론 여전히 움직임은 동일한 움직임이며, 나도 동일한 나다.

우리 몸에서는 매일 500억에서 1000억여 개의 세포가 죽는다. 그리고 죽은 세포는 즉시 새로운 세포로 교체된다. 그런데 어떻게 항상 내가 똑같다고 생각할 수 있겠는가. 나의 겉모습은 변치 않아 보이지만 사실 나의 몸은 매일 끊임없이 변화하는 '건설 현장'과도 같다. 매일 원래의 기둥이 무너지고 새로운 기둥이 솟아오르는 건설 현장인 것이다. 몸은 70%가 물로 이루어져 있기 때문에 우리는 끊임없이 변화하고 있다. 이러한 특성은 나와 우주 전체가 공통적으로 갖고 있는 상수常數이다.

파리나마바다 परिणामवाद, Pariṇāmavāda. 모든 것은 흐름 속에 존재한다. 우리가 경험하는 것이 사실이고 진실이라 해도 사실 형태나 상황은 끊임없이 변한다는 것을 나타내는 산스크리트어 용어이다.

오늘 사물에 대해 생각한 바가 반드시 어제와 같지는 않을 것이다. 상황을 바꾸고, 접근 방식을 바꾸고, 나 자신도 변화 시키자. 오늘 무언가 잘못되었다고 해서 더 나은 (혹은 더 나쁜) 내일이 오지 않는 것은 아니다. 그 결과는 나의 존재, 내가 살아가는 방식, 그리고 나의 몸에 존재하는 중심이자 무심인 '코어', 즉 단전에 따라 크게 좌우된다. 그러나, '코어'라는 개념 때문에 복부 근막이나 척주 기립근, 혹은 골반기저근와 같은 특정 신체 부위와 혼동하지 않아야 한다. 여기에서 단전은 해부학적인 의미의 '코어'가 아니라 중심을 잡는 접근법, 즉 무심을 의미한다.

요가에서 이야기하는 변화의 개념은 두 번째 차크라인 스와디스타나에도 내재되어 있다. 이 차크라는 진화와 성장을 의미하며 물의 차크라이기도 하다. 스와디스타나는 배꼽과 회음부 사이에 위치한다. 사실, 이는 생명의 기원을 나타낸다. 실제로, 스와디스타나의 뜻은 '자아의 자리'다. 자아는 가장 아래에 있는 물라다라 차크라의 견고한 토대로부터, 즉, 뿌리로부터 생겨나며, 창의력을 통해 습관과 성향, 본능을 확인하여 이를 펼쳐내고 표현한다. 그 자아는 견고함으로부터 시작되어 흐르고, 상호작용하고, 실험하고, 자신을 표현하고, 창조하기 시작한다.

그러므로 물처럼 움직인다는 것은 자아와 공명하며 움직인다는 뜻이다. 인생에 존재하는 모든 것은 변화한다. 아인슈타인은

어느 것도 창조되지 않으며,
어느 것도 파괴되지 않는다.

라고 말했다. 변화는 다름 아닌 유동적인 움직임으로부터 발생한다. 해변에서 파도가 부서지고 돌아간 뒤, 또다시 밀려들어와 부서지는 것처럼 무한히도 반복적인 사건 속에서 변화가 생겨난다. 파도와 마찬가지로 그 어떠한 것도 언제나 동일함을 유지하지 않지만, 겉보기에는 동일해 보인다. 움직임은 진화를 의미하기에 정체되면 무언가를 잃게 된다. 즉, 변화의 과정이 중단된다.

그렇다고 해서 그저 매트에서 유동적인 자세나 파도와 같은

움직임을 끊임없이 반복하는 것이 무한함을 의미하는 것은 아니다. 이게 끝이 아니다. 요가 매트를 접은 후, 아도 무카 스바나아사나에서 몸이 신장되는 것을 통해 배운 새로운 가능성들을 잊는다면 아무리 수련을 했다 한들 아무런 이득도 얻지 못할 것이다. 연속성, 그리고 변화가 일어나는 흐름은 단순히 매트 위에서 자세를 취하는 것보다 훨씬 더 심오하다. 만약 요가를 수련하기 위해서 시간과 공간을 따로 마련해야 한다고 생각한다면, 그 요가는 아무런 효과가 없을 것이다. 오히려 그 과정에서 성장과 진화, 그리고 나 자신을 잃게 되어, 사실 가장 재미있는 부분을 놓치게 된다.

  요가는 선禪 궁수에게 있어 화살과 같은 것으로, 자아를 찾는 방법이자 도道이다. 내가 누구인지, 그리고 나를 둘러싸고 있는 우주 전체와 자신 사이에 존재하는 연결고리가 무엇인지를 이해하는 물리적인 방법인 것이다. 이 연결고리는 끊이지 않는다. 이 연결고리는 유동적인 움직임과 전환을 잇고 있으며, 바로 여기서 변화가 일어난다. 요가를 하는 시간이나 장소, 혹은 이유나 방법을 불문하고 말이다.

요가에서 직선을 구부리기: 물의 움직임과 나선의 움직임

귀를 가져가면 바닷소리가 나는 조개껍데기를 기억하는가? 이전에 언급했던 조개껍데기 말이다. 어렸을 적부터 그 바닷소리를 들어보았을 것이다. 눈앞에 그 조개껍데기를 그려보자. 아마도 그 조개껍데기는 바닥이 넓고, 끝이 좁은 나선형일 것이다. 이번엔 상상력을 넓혀 주변을 더 탐색해 보자. 내가 알고 있는 조개껍데기와는 다른 조개껍데기를 살펴보자. 완벽한 정사각형이거나 완벽한 직사각형 모양의 조개껍데기를 찾을 수 있는가? 이제는 시야를 더 넓혀 창의적으로 생각해 보자. 자연에 온전히 직선으로 이루어진 것은 무엇이 있는가? 물리적 세계는 나선형이기에 곡선으로 이루어져 있다.

구름, 꽃, 곤충 등 모든 것이 곡선 운동을 한다. 먹이를 습격하는 매의 궤적마저도 나선형 운동을 한다. 다음 예시를 깊이 살펴보면 이 개념을 이해하기 쉽다. 송골매는 가장 빠른 새 중 하나다. 먹이를 습격할 때 시속 300km가 넘는 속도로 날아간다. 직선 경로를 따르면 더 빠른 속도에 도달할 수 있겠지만 매의 눈은 앞이 아니라 옆으로 향해 있다. 즉, 뛰어난 시력을 최대로 활용하려면 머리를 40도 정도 (왼쪽이나 오른쪽으로) 회전해야 하는데, 그렇게 하면 공기역학이 무너져 속도가 상당히 느려진다. 하지만 송골매는 등변적 특징을 갖는 나선의 형태로 움직이는 덕분에, 머리를 숙이지 않고도 시야에서 먹잇감을 놓치지 않으며, 속도도 최대로 높일 수 있게 된다.

주변의 자연을 살펴보면, 우주에서 보이는 형태는 주로 나선형이라는 것을 알 수 있다. 은하, 토네이도, 달팽이 껍데기, 복족류의 껍데기, 카멜레온 꼬리, 아이벡스의 뿔, 우리의 지문, 그리고 무엇보다도 우리의 DNA까지. 모든 것은 나선형이다. 그리고 이미 몇 세기 전부터 고대 동양인들은 이 사실을 알고 있었다. 예를 들어, 귀를 대면 바닷소리가 나는 조개껍질은 힌두교와 불교에서 신성하게 생각한다. 샨카라고 불리는 이 조개는 인도양에 위치한 큰 포식성 바다 달팽이인 성라[聖螺]의 껍데기이며, 이 달팽이의 주요한 특징은 시계 반대 방향으로 나선이 있다는 것이다. 샨카는 보전의 신 비슈누의 상징물이자 물을 상징하기도 하며, 지금까지도 힌두교에서는 다양한 의식에서 트럼펫으로 사용하고 있다. 샨카의 소리는 신성한 소리인 '옴(Om)'을 상징한다. 물, 나선, 우주, 기원은 깊이 연관되어 있다.

이러한 이유로, 오다카에서는 직선을 구부리는 것을 목표로 한다. 수련 방식에서 직선을 구부리는 것은 물론, 마음을 유동적으로 흐르게 하여 적응력을 높이기 위한 목적으로 곡선을 그리기도 한다. 요가가 우리에게 가르쳐왔듯이 다시 기원으로 돌아가기 위함이다.

오직 인간만이 직선을 사용하여 설계한다. 인간은 선형의 건물을 짓고 세상을 다소 기하학적으로 만들려고 노력한다. 이는 자연스럽지 않다. 이는 그리스의 조상이 전해준 오래된 유산으로, 이성에 집착하여 세부적인 것에는 눈을 닫아버린 결과이다. 이와 같은 태도를 유지한다면, 무언가를 이해하기 위해서는 분리하고, 구별하고, 분류하고, 정렬하고, 측정해야 한다. 합리적인 태도로는 한 번에 한 가지만 '생각'할 수 있다. 극단적으로 말하자면, 우리는 주변 시야가 아닌 중심 시야를 가지고 있다.

이가 함의하는 바는 무엇인가? 우리는 사물을 이해할 때, 그 대상에 매몰된 나머지 시공간으로부터 대상을 완전히 분리시켜 분석한다. 그러나 문맥을 벗어나서 사물을 이해한다는 것은 불가능하며, 나와 환경과의 관계 속에서만이 사물을 이해할 수 있다. 내가 부여하는 모든 분류체계 속에서 말이다.

나무가 숲에서 쓰러졌다고 한들,
들은 사람이 없다면 소리가 나겠는가

라는 말이 있다. 소리가 존재하기 위해서는 고막이 있어야 하며, 신경계가 작동해야 한다. 내가 존재하지 않는다면, 소리는 존재할 수 없으며, 오직 진동만 존재할 뿐이다. 이러한 의미에서, 나와 떨어지는 나무, 그리고 나무가 만들어내는 진동 사이에서 상호작용이 일어났기 때문에 소리가 존재할 수 있다. 이와 같은 퍼즐에서 조각이 하나라도 빠지게 되면, 소리는 존재하지 않게 된다.

그러나 우리의 정신은 사물을 파악할 때, 명확한 선이나 기하학적으로 완벽한 형태를 통해 분리되어 있는 실체로서 대상을 바라보는데 익숙하다. 단어나 숫자 또는 선을 통해 말이다. 측정하려는 성향은 모두 데카르트로부터 비롯되었다. 이원론은 데카르트에 의해 생겨났다. 이원론은 초기에 심신이원론으로 이어졌고, 결국 우리로부터 외부 환경을 비롯하여 다른 모든 것들을 분리시키게 되었다.

나는 생각한다, 그러므로 나는 존재한다. 모든 것을 초월하여 생각과 이성이 승리한 것이다. 이성적 지식이 어떻게 구성되어 있는지 아는가? 직선형의 구조나 길게 나열된 문자, 그리고 숫자와 기하학적 도형을 특징으로 하는 추상적인 개념과 기호의 시스템으로 이루어져 있다. 기본적으로, 도교인들이 '관습적 지식'이라 부르는 것도 마찬가지다. 만약 무언가를 단어나 수학과 같은 전통적인 방법으로 표현할 수 없다면, 그것은 존재하지 않는 것이 되어버린다. 이처럼 관습적인 방식은 보통 직선형인 반면, 사물의 본질은 소용돌이와 나선형으로 나아간다. 텅 빈 공간마저도 곡률이 있는 이 세상에서 우리는 직선적으로 생각한다. 참 역설적이지 않은가?

　　우리는 지구의 곡면을 평평한 지도에 표현하려고 하는 지도 제작자와 다를 바 없다. 그렇게 되면 필연적으로 무언가는 손실된다. 나의 본질을 비롯하여 주변에 있는 모든 자연이 나선형 운동을 통해 곡선의 형태를 띠고, 곡선의 에너지를 생성하는데, 정작 나는 직선적으로 행동하고, 직선적으로 사고하고, 직선적으로 움직인다는 것은 말이 되지 않는다. 나의 본질은 직선이 아니기 때문이다.

　　데카르트의 이원론은 인간으로 하여금 이성으로 세상을 분석하게 하였으며, 정신을 육체로부터의 완전히 분리하여 바라보게 만들었고, 정신으로 육체를 통제하라는 달갑지 않은 임무를 던져주었다. 그렇게, 이성적 의지와 자발적이지 않은 본능이 충돌하기 시작한다. 한 번에 하나의 것만을 사고해야 하며, 하나의 정확한 형태로 정의해야 하게 되었다. 불행하게도 이는 우리가 살고 있는 현실과 일치하지 않는다. 흐름이며 변화이자 입자 간의 상호 연결인 현실과 말이다.

　　그저 이성적인 정신으로 세상을 분류하면, 현실에서 개인이 만들어 내는 모든 형태의 분류체계는 사라지게 된다. 막대를 빈 공간에 두면, 세워져 있는지 뉘어져 있는지 알 수 없다. 다른 물체와의 관계 속에서 바라봐야만 알 수 있다. 나도 마찬가지다. 선과 모양으로 정의하도록 배운 것들은 현실이 아니다. 현실은 변화하며, 유동적이고, 곡선의 형태를 띤다. 오다카 요가에서 곡선은 무시할 수 없는 원칙이다. 그것은 물로 구성된 파도의 움직임과 모든 본질에 내재되어 있다. 이를 위해 우리는 '직선을 구부려 곡선을 그려 보자'라고 단언한다. 곡선은 우리로 하여금 우주의 운동인 나선 운동을 발견하게 하고, 우리의 진정한 기원과 연결되도록 자극한다.

　　　　이처럼, 커브를 지날 때에는 속도를 줄여야 한다. 운전할 때, 최고 속력으로 커브를 지난다고 상상해 보자. 빠르게 운전해 커브를 지나간다면 높은 확률로 경로를 벗어날 것이다. 커브에서는 브레이크를 밟게 된다. 더 나아가, 나선의 형태는 우리를 소용돌이의 개념으로 이끈다. 모든 움직임이 생겨나며, 다시 모든 움직임이 되돌아가는 고요한 핵(무심)으로 우리를 데려가는 것이다. 중요한 것은 속도와 리듬이다. 모든 움직임과 행위에 내재되어 있는 리듬이 생겨나기 위해서는 중심이 있어야 한다. 그 중심에서 시작된 움직임은 손과 발을 향해 확장되어 마침내 중심, 즉 고요한 핵으로 돌아간다. 호흡의 리듬에 따라 수축하고 확장하는 배와 심장 박동을 생각해 보자. 여기엔 리듬과 움직임이 있다. 그리고 무엇보다도 중심이 존재한다.

　　　　이는 만물의 리듬이자 우주의 리듬이다. 빅 바운스Big Bounce 우주론에 따르면 우주는 특정 지점까지 팽창한 다음 수축하여 초기의 빅뱅과 유사한 상태에 도달하지만 중력 특이점에 도달하지 않고 다시 '돌아온다'. 영원히 이 과정이 반복되어 매번 새롭게 확장한다.

　　　　곡선과 리듬, 그리고 움직임은 중심(즉, 무심의 상태)과 떼어두고 이야기할 수 없다. 요가 경전에서 파탄잘리는 이를

요가 치타 브리티 니로다

라고 표현했다. 요가는 정신적 동요를 잠잠하게 한다는 뜻이다. 그렇게 원은 점차 닫힌다. 그렇게 선禪, 물, 그리고 우리의 기원에 대한 개념이 명료하게 융합되어 사실상 구별할 수 없게 된다.

생체 역학과 파동 운동

우리는 오랫동안 바다의 파동을 몸으로 재현하는 방법을 자문해 왔다. 물속에서 나의 몸과 물이 하나가 되었을 때 느껴지는 유동성, 그리고 그때의 가벼움을 재현하는 방법을 찾고자 했다. 매번 물속에서 요가를 할 수 없으며 (물론, 모든 사람에게 물속에서의 요가를 경험해 보기를 권장한다.), 바다에서 수 킬로미터 떨어진 곳에서 물의 물리적 유동성을 전달하는 것은 쉽지 않기 때문이다.

하지만 생체역학은 이를 모두 해결했다. 생체역학은 메커니즘을 통해 생물학적 시스템의 구조와 기능을 연구하는 생물물리학의 한 흐름이다. 생체역학은 인체 골격 및 순환 시스템의 형태학과 생리학에 관련된 연구에 기여하며, 메커니즘의 결과를 고체와 액체에 각각 적용한다. 생체 재료학과 영상 처리와 같은 분야의 기술이 발전한 덕분에 생체역학은 스포츠 및 의학 연구에서 다양하게 적용되고 있다. 이론적 메커니즘은 비생물체 움직임에 대한 모든 기본

법칙을 포함한다. 그리고 17세기 말, 기계 이론은 정적 및 동적 스트레스를 받는 생리학적 구조로 간주되는 생물학적 체계에도 적용되기 시작했다. 당시, 생물학적 시스템, 특히 인체의 역학에 대한 연구는 생체역학이라고 불렸다. 이와 같은 전문 분야는 인체의 움직임에 대한 연구를 목적으로 하며, 특히 다음을 연구하고 분석한다.

- 골질 스트레스의 분배
- 관절 차원에서의 움직임
- 운동 및 자세 유지 중 근육 개입

일상생활에서의 단순한 운동은 물론 스포츠 및 예술 분야에서의 '극단적인' 운동까지 인간이 움직임을 조절하는 방식을 이해하는 것은 의학, 심리, 운동학, 인공 두뇌학적으로 중요한 과학적 목표이다. 이 접근법은 움직임이 뼈에 가하는 스트레스의 분배, 관절 수준에서의 조치, 움직이거나 자세를 유지하는 동안 관여하는 근육에 집중하는데 그 핵심이 있다. 이는 움직임이 힘과 지렛대, 균형의 작용 결과라는 인식에서 비롯된다. 따라서, 생체역학 연구를 통해 파도의 움직임을 신체에 직접 재현할 수 있게 되었다. 이 기술을 통해 치골미골근을 회음부와 골반기저근 함께 사용하여 다음 3가지 동작을 수행할 수 있다.

- 포인트 브레이크 (앞으로 깨지는 파도)
- 백 워시 (해변에서 바다로 다시 밀려 나가는 파도)

- 리플스 (수면 위 잔물결)

    위의 플로우에 몰입함으로써, 유기체는 지속적인 수축과 이완을 하며, 척추 주변 근육의 '행위 하지 않음'을 점차 발견하게 된다. 골반 및 회음부 근육의 힘만으로 만들어지는 이러한 '움직이지 않는 움직임'은 복근을 활성화시키는 놀라운 힘을 가지고 있어 주동근과 길항근이 온전하게 작용하도록 한다. 몸통의 근육은 확장되는 한편, 복근은 수축되어, 척추가 더 자유로워지며, 결과적으로 결합조직의 모든 심층 부위에 공간이 생기고 탄력이 높아진다.

    이와 같은 움직임은 체액을 강력하게 이동시키며, 파도의 움직임은 또 다른 파도의 움직임이나 일회 호흡의 리듬 (평상 호흡 혹은 안정 호흡이라고 부르기도 한다.)과 '미묘하게' 결합되는 것을 촉진시키는데, 생체역학은 이와 같은 과정을 발견할 수 있게 해준다는 점에서 가장 큰 매력이 있다. 게다가, 이 리듬이 태아기에 척추와 같은 기간에 생겨난다는 것은 우연이 아니다.

    따라서 파도의 역학과 인간의 생체 리듬은 수많은 공통점을 갖고 있다는 점은 분명하며 (아직 더 발견할 부분이 남아 있다는 한계는 있지만), 이를 통해 축운동에 비해 파도의 움직임이 혈액, 림프, 그리고 중추신경계에 기하급수적인 영향을 미친다는 사실을 확실히 알 수 있다. 가장 주목할 만한 것은 혈액 림프 측면에서의 효과이다. 근육을 부드럽게 하는 파도의 움직임은 림프를 비롯하여 모세혈관의 순환을 촉진하며, 림프 자체의 정화 작용을 크게 높인다.

    열감이나 '거품이 보글거리는 듯한' 얼얼한 현상을 통해 계속해서 뇌척수액(수액^{liquor}) 순환 효과가 뚜렷하게 느껴진다는 점은 매우 놀랍다. 뇌척수막에서 흘러나온 뇌척수액은 뇌의 경막과 연막부터 안구와 척추까지 완전히 채운다. 이 현상은 척추 공간을 확장시키는 정상 호흡을 할 때나 (분당 8-14회) 치골미골근(을 밀면 뇌척수액이 두개골을 향해 올라간다)이 수축할 때 모두 나타난다. 회음부의 수축, 정상 호흡의 리듬, 파도와 같은 곡선의 움직임이 호흡과 함께 생겨나고 호흡과 함께 사라진다면, 이 시점에서 이 '보호의 물'(고대의 연금술사는 이를 '리큐어$^{liquor,\ 수액}$'라고 불렀다)은 육체 및 생장과 관련하여 엄청난 효과를 지닌다는 점은 너무나도 명백하다.

모든 것이 쉬워지는 파도의 움직임

처음부터, 아사나는 정의는 '자연과 관련된 신체적, 에너지 상태를 나타내는 형태'였다. 그리고 이러한 '형태'를 숙달함으로써 수련자는 보편적인 원리를 이해하고 구현하며, 신체적이고 에너지적인 움직임을 통해 이를 실현할 수 있는 능력을 발휘한다. 이러한 아사나는 항상 수련자 개인의 조건과 가능성에 맞게 수정되어 왔으며 엄격하게 고정된 표현으로 남아 있는 것은 아니다. 하지만, 아사나의 수행을 수단이 아닌 목적으로 삼고, 미리 정해둔 완성도에 중점을 두면, 자세의 본질적인 특성을 잃게 된다. 실제로, 어떤 자세에 도달하고자 하는 열망이 너무 큰 나머지, 일반적인 정석에 따라 자세를 취해야 한다는 강박에 빠지면, 노력을 하면 할수록 오히려 근육은 과도하게 수축되며, 자세를 취하는 동안 몸에 가해지는 부담으로부터 스스로 몸을 방어하기 위해 신체는 뻣뻣해지고 관절은 압박되어, 결과적으로 혈액의 흐름도 줄어들게 된다.

　　이러한 이유로 오다카에서는 정렬이 매우 중요하다. 복잡한 아사나를 연습하든 단순해 보이는 포즈를 취하든, 관절, 근육, 에너지, 정신, 감정 등 골격적인 관점에서 개인의 생체 역학을 존중해야 한다. 수련 중이나 수련 후에, 관절의 통증을 방지하고 무엇보다 부상을 예방하기 위해서는 적절한 정렬이 전제되어야 한다. 게다가, 신체뿐 아니라 정신적인 측면에서도 수련을 통해 최대의 효과를 얻기 위해서는, 오랜 시간에 걸쳐 생겨나는 근육 및 골격의 문제나 감정의 경직이 발생하지 않도록 예방하는 것이 필수적이다. 이 개념을 더 잘 이해하기 위해 실질적인 예를 살펴보자. 사마스티티에서 발 위에 대퇴골, 골반 위에 척추뼈를 올바르게 정렬시키면 지탱하는 골격의 능력을 최대한으로 활용하여 몸무게를 무게중심으로부터 올바르게 분산시킬 수 있으며, 근육의 긴장감을 최소화시켜(결과적으로 근육 수축도 최소화됨), 관절이나 무릎, 고관절, 척추, 어깨에 존재하는 긴장감도 최소화된다. 한편, 정렬의 균형이 맞지 않는 경우에는 근육의 에너지가 과도하게 사용되는데, 정렬의 균형이 잡힌다면 과도한 에너지의 남용을 방지할 수 있다.

　　오다카 요가에서는 파도의 움직임을 통해 몸의 정렬의 균형이 잡히며, 파도의 움직임은 전체적인 척추의 축을 따라 생겨난다. 관절(및 전반적인 신체)에 공간을 만드는 것은 물론이고, 자세에서 사용되는 주동근에 앞서 길항근을 먼저 활성화한다. 이런 방식으로 움직이면, 관절에 중심이 잡히고, 근육의 힘을 과도하게 사용하지 않으며, 심부 근육을 이용해 자세를 지탱할 수 있게 된다. 예를 들어, 어깨 관절의 특성을 최대한 활용하는 방법을 알고, 오목위팔관절에서 상완골의 회전 가능성을 확장시키면, 비라바드라사나 2에서 팔을 펼치거나, 고무카사나를 할 때, 등 뒤에서 손을 맞잡는 데 도움이 될 수 있다. 관절의 구조에 따른 움직임의 반경을 전반적으로 활용할 수 있게 되는 것이다.

이 동작은 움직임의 진폭을 더 키울 뿐만 아니라 동작에 사용되거나 동작과 관련 있는 관절의 수준에서 긴장감을 줄여준다. 게다가, 움직임에 사용되는 근육이 과도하게 수축(되거나 확장) 되지 않도록 한다. 일반적으로 파도와 같은 생체역학적 움직임은 관절과 근육의 건강을 담당하는 메커니즘을 이해하는 데 중점을 두고 있다.

파도처럼 움직이면, 개인의 신체에 맞추어 자세를 취할 수 있기 때문에 가능성을 극대화할 수 있으며, 자신의 몸을 방어하는 과정에서 생기는 저항도 줄일 수 있다. 오다카 수련에서 의식적으로 움직이기 위한 핵심은 신체의 움직임에 내재되어 있는 역동성에 지속적으로 관심을 두는 것이다. 그렇게, 모든 자세를 최적화하여, 주동근과 함께 길항근도 움직임에 관여하게 되면, 결과적으로 모든 근육이 가치 있고 의식적인 기여를 할 수 있게 된다. 따라서 자세를 취할 때, 관련된 근육이 모두 사용되는 데 의식을 집중하여 움직임을 수행한다면 항상 적극적으로 현존할 수 있게 된다. 근육이 움직임의 교향곡을 완벽하게 표현할 수 있도록 도와주는 리듬에 맞추어 몸을 움직이게 된다. 그리고 그 교향곡은 자세 안에서 몸을 이끌 것이다. 열린 마음으로 연구하고, 실험하고, 발견하고자 한다면 수련을 하는 매트는 실험실이자 내면 성장의 장이 될 것이다. 그리고 그곳엔 애쓰는 마음이 사라진다.

오다카의 파도 생체 역학을 적용하면 구조적으로 안정적이고 유동적인 수련이 가능해지기에 근력, 유연성, 골격 및 근육의 정렬, 관절의 원형 운동이 촉진된다. 수련은 역동적이면서도 유동적인 움직임을 포함하게 되어, 자세 사이에 깊고 강렬한 리듬이 생겨나고, 이는 심부 근골격 및 신경 근육의 움직임을 이끌게 된다. 특히, 정화 작용과 생리적 변화에 중점을 둔 상태에서 자세를 오래 유지할 때 최적의 결과가 탄생한다.

뼈, 관절, 근육이 개입되어 의식적으로 정렬이 맞추어지면 (호흡, 순환 또는 신경으로 이해되는) 에너지의 흐름이 자유로워진다. 골격과 관절에 막힘과 긴장이 없거나 근육의 단축이 일어나지 않으면 신체의 에너지 채널을 통해 프라나가 흘러, 아사나를 수행할 때 신체 최대의 잠재력을 펼칠 수 있게 된다. 그렇게 독소가 제거되고 신체에 영양이 공급되면 요가 수행을 할 때 전형적으로 나타나는 정신적, 정서적, 영적 성장과 발달을 지원하게 된다. 적절하게 정렬이 잡힌 아사나에서는 근육의 노력이 최소한으로 줄어들고, 주동근과 길항근이 모두 안정적이고 유동적으로 활성화되어 근육의 수축이나 긴장감은 사라지고, 대신 존재감과 호흡, 흐름과 에너지로 가득 채워진다.

예를 들어, 균형을 유지할 때, 자세와 관련된 근육을 지속적으로 사용하여 특정한 자세를 '강제로' 유지하는 것이 아니라, 무게가 몸 전체로 분산되어 움직임을 수행하게 된다.

- **지지 구조(골격)**는 자세의 무게 중심을 최적으로 분산시키기 위해 배치된다.
- **관련된 관절은 공간과 가능성을 최대한으로 높이기 위해 활성화된다.**
- 자세에 영향을 미치고 자세를 통해 자신을 표현하는 근육 구조는 반대되는 힘(중력, 공간에서의 확장 등) 사이에서 균형을 유지하기만 하면 된다.

　　　　충만한 존재감과 자각 속에서 몸 전체를 정렬하는 움직임은 마음을 지금 여기로 불러오며, 완전히 현존하게 된다. 이를 통해, 인식, 움직임, 호흡이 하나의 흐름으로 합쳐지며, 신체적 경험을 통해 마음이 현재를 마주하면 정신적 동요가 가라앉고, 몸은 스스로 호흡하며, 감정의 신체적 징후인 막힘과 수축이 풀려나 감정이 방출되고 자유와 해방감을 경험한다. 그리하여 모든 순간에 온전히 존재하게 된다.

아사나: 다섯 가지 파도의 움직임과 두 가지 조류의 움직임

고대부터 아사나는 정확한 형태로 정의되어 왔다. 이와 같은 형태를 숙달할 때 신체적, 정신적으로 표현해 내는 개인의 능력도 물론 중요하지만, 개인마다 상이한 신체 능력에 적응하고 원초적인 힘을 재창조해야 한다는 필요성도 암묵적으로 함께 고려되었다. 결과만을 바라보며 아사나에 도달하고자 하면, 몸을 과도하게 몰아세우게 되어 근육 경직과 골격 압박이 발생하고 혈액 순환이 감소하게 된다.

이는, 신체가 스스로를 방어하는 전형적인 반응이다.

    이러한 스트레스를 흡수하기 위한 반응은 장·단기적으로 신체에 문제를 일으킬 수 있다. 아사나가 우리 몸에 해로운 영향을 미친다면 어떻게 운동에 대한 잠재력을 개발할 수 있겠는가? 일반적으로 운동과 아사나에 대한 개념은 신체에 대한 통합적이고 기능적인 조건에 기반한 책임 있는 메커니즘에 대한 깊은 이해가 우선되어야 한다. 이를 이해하는 것이 아사나를 완벽하게 수행하는 것보다 더 중요하다.

    이러한 이유로 오다카 요가에서는 파도와 같은 움직임을 통해 개인의 신체를 기반으로 본인의 한계와 잠재력을 존중하면서 진화하도록 가르친다. 파도의 움직임은 척추와 관절, 그리고 자세에 기반한 방식으로, 신체 움직임의 잠재력을 향상시킨다. 아사나와 시퀀스를 건강하고 균형 있게 수련하려면 척추가 어깨, 골반과 같은 신체의 다른 부위와 갖는 관계를 이해해야 한다. 척추와 관절을 움직일 때 의식적으로 파도의 움직임을 사용함으로써 스트레스에 대한 신체의 반응을 인식할 수 있다. 다섯 가지 파도의 움직임과 두 가지 조류의 움직임은 척주 기립근, 척추 심부 근육, 척추 주변 근육은 물론 각 척추를 안정시키고 연결하는 인대를 동시에 늘리고 강화한다.

꼬리뼈 흔들기

꼬리뼈를 흔드는 동작은 긴장을 풀어주며, 감정적 상처가 많이 결정화되는 결합 조직에 깊이 작용하기 위해 수행한다. 결합 조직은 피부, 뼈, 관절, 근육, 기관, 조직 및 세포 등 우리 몸의 모든 곳에 존재한다. 결합조직은 신체의 구조와 전기 신호의 순환을 결정하는 일종의 상호 연결 기반이다.

모토야마 히로시 박사는 결합 조직이 인체의 에너지 채널 네트워크에 해당한다는 사실을 발견했다. 결합조직은 수분이 풍부하고 신체에 연속체를 형성한다. 바다의 리듬을 따라 움직임으로써 결합 조직에서 순환하는 전기 신호를 촉진하고 결정화된 정서적, 정신적 독소를 제거하게 된다. 앉거나 서서 부족처럼 흔드는 이 단순한 움직임은 마음을 깊은 평온의 상태로 유도하고, 거의 최면에 가까운 움직임으로 부교감 신경계를 활성화시킨다. 꼬리뼈 흔들기는 체액의 형태를 가장 잘 나타내는 동작이다. 체액은 전도체 역할을 하며, 결합 조직에는 특정한 전도 특성을 가진 미세 전류가 흐르고, 이 미세 전류는 영양분을 공급한다.

'롤러(너울)', 긴 파도: 균형 자세와 역 자세

롤러(너울) 자세는 집중하는 능력을 높인다. 움직임으로 표현된 균형 자세를 통해 매 순간 마음을 현재에 머물게 한다. 롤러 자세는 걷거나 다리를 들어 올릴 때 자연스럽게 움직이는 꼬리뼈의 동작을 재현한다. 코어 근육, 그리고 특히 복횡근과 복사근을 활성화하며, 골반과 어깨에 힘을 분산시킨다. 자세와 골격 통합 구조를 개선하여 근육의 스트레스를 줄이는 데 도움이 된다.

  실제로 롤러 자세는 균형 자세와 역 자세에 사용된다. 이는 골반기저근과 요근에 비대칭적으로 작용한다. 롤러는 과도한 추간 압박과 지탱하는 다리의 처짐 현상을 치유하고 예방하여 골반 근육을 안정화시킨다. 생체역학적 관점에서 볼 때, 신체 구조는 체중을 지탱하고 힘을 전달하여 모든 부위가 서로 협력하도록 만들어졌다. 균형 자세와 역 자세에서, 몸의 기초는 좁아지기에 무게 중심을 중심축으로 사용하여 균형을 잡아야 한다. 그렇게 하기 위해서는 롤러 동작을 수행하며 천장관절, 무릎, 발에서의 압박과 불균형을 피해야 한다.

'리플스', 잔물결: 고관절 열기

리플스의 역동성 속에서 생각은 움직임을 미리 예상하지 않으며, 박자와 소리가 그러하듯 의도와 행동도 하나가 된다. 리플스는 다섯 가지 파도의 움직임 중 가장 미묘한 움직임이다. 우리가 숨을 들이쉬고 내쉴 때마다 자연스럽게 몸에서 생겨나는 움직임이며, 호흡과 관련된 근육을 깨우고 척추를 따라 긴장감을 이완시킨다.

  리플스는 미골을 앞뒤로 움직이면서 척추를 신장시키고 어깨와 골반을 부드럽게 만들어 정렬과 호흡 능력을 향상시킨다. 이 파도의 움직임은 골반, 엉덩이, 내전근 및 회음부의 근육 구조의 공간을 만든다. 또한 해당 부위의 혈액 순환을 촉진시켜 생식 기관을 자극하고 마사지한다. 이 리듬은 마음을 진정시키고 내면의 경청을 유도한다. 모든 파도의 움직임은 골반 기저근과 세 개의 횡격막에 작용한다.

'볼텍스', 소용돌이: 트위스트와 회전

볼텍스 동작은 내려놓고, 알 수 없는 것에 의존하고, 관점을 바꾸는 능력을 상징한다. 여기에서 관점의 변화를 상징하는 트위스트 시퀀스가 생겨난다. 볼텍스는 척추와 척추 사이에 공간을 만들고 회전하는 능력을 촉진하여 디스크를 건강하게 유지하고 압박되지 않도록 하는 움직임이다. 이 움직임은 미골에서 시작하여 머리 쪽으로 확장된다. 또한, 척추와 복부의 심부 근육 및 표면 근육에 힘과 유연성을 생성하여 디스크와 인대에 탄력성과 수분 공급을 촉진한다. 또한 볼텍스는 견갑대, 골반 및 척추 사이의 균형 관계를 회복시킨다.

볼텍스를 이해하기 위한 핵심은 나선의 움직임이 외복사근과 내복사근을 모두 활성화시켜 몸을 정렬시키며, 트위스트 동작이 관절의 지렛대 작용으로 발생하는 것이 아니라 어깨와 골반의 근육에 의해 발생되도록 한다는 점이다. 볼텍스를 통해 생성되는 척추의 신장은 긴장으로 인한 스트레스를 완화하고 관절 사이에 공간을 만들어 종종 발생하는 압박을 방지한다. 동작을 최적화하기 위해서는 닫힌 트위스트와 반대 방향으로 볼텍스를 사용한다. 열린 트위스트 자세에서는 골반을 안정화해야 할 필요가 없기 때문에 트위스트와 같은 방향으로 볼텍스를 사용한다.

'포인트 브레이크', 파도가 깨지는 지점: 후면 신전

이 동작은 근육의 존재가 느껴지는 후굴 동작과 신체 뒤의 공허감을 통해, 통제와 내려놓음 사이에서 균형을 찾을 수 있도록 한다. 후면 신전은 상체의 앞면(요근 포함), 어깨, 골반, 다리를 스트레칭하고 강화하는 역할을 한다. 또한 등의 심부 근육과 표면 근육을 강화한다.

포인트 브레이크라고 불리는 파도의 움직임을 통해 가슴과 어깨의 앞면 구조를 확장하고 스트레칭하기 시작한다. '척추의 아치'를 만들어내기 위한 의도로 신체의 일부를 반대 방향으로 스트레칭하는 것이다. 이때 등 근육은 여전히 활성화되어있으며 신장되어 있다. 등을 둥글게 하여 움직임을 시작한 다음 척추를 하나하나 위로 펴고 턱을 마지막으로 편다. 미골과 배꼽의 관계를 유지하고 등 근육을 늘리면서 복부는 안정된 상태를 유지한다. 이 동작은 요추 압박과 등과 목의 수축 위험을 방지한다.

그런 다음, 포인트 브레이크를 통해 전방 및 후방 근육 구조 사이의 균형을 잡고, 다리를 뿌리내린 상태로 복장뼈와 갈비뼈를 확장하며 복부를 활성화한다. 이를 통해 요추 부위를 보호할 수 있다. 포인트 브레이크라는 파도의 움직임은 척추 아치를 생성하여 안정적으로 뿌리내리면서도 확장하는 양방향의 움직임을 가져가는 능력을 깨운다.

'백워시', 해수면 아래의 저층 역류: 전굴

이 동작은 빈 공간, 깊은 경청, 관찰자가 되어보기, 무념무상의 행동을 상징한다. 이 동작을 표현하는 일련의 자세는 서로의 말을 더 잘 듣기 위해 몸을 앞으로 모으는 전굴 동작을 기반으로 한다. 백워시 동작을 활용하여 요천골 근육 구조를 스트레칭한다. 전굴 동작으로 들어갈 때는 백워시 동작을 통해 자세에서 길항근을 활성화한다. 요추와 골반 사이의 관계를 확인하고, 과전만을 방지하고 요추의 커브가 사라지지 않게 한다. 백워시 동작은 복부 수축을 증가시키는 동시에 요근의 정지점 두 부분을 스트레칭하고 열어준다. 이 동작에서는 골반이 앞으로 회전하도록 촉진되어 요추 부위를 스트레칭하는 데 집중할 수 있다. 또한, 이 파도의 동작을 통해 무게 중심선을 등이 아닌 두 발의 중앙에 정확히 배치하여 다리의 주동근과 길항근간의 균형을 맞춘다. 전굴 하는 동안 흉강이 무너지는 경향이 있는데, 척추에서 척추로 감기는 움직임은 이를 방지하고, 오히려 흉강이 상승하도록 한다. 또한 목이 미골과 자연스럽게 정렬되고 척추가 스트레칭되어 목과 어깨의 긴장을 방지한다.

'로우 타이드', 썰물: 고관절을 위한 생체 역학적 움직임

로우 타이드는 생체역학적이며 대퇴 골두를 고관절의 중심에 위치시켜 고관절 근육과 고관절 회전근의 스트레스나 압력을 방지하고 동시에 고관절 굴곡근 하부에 공간을 만들어 준다. 고관절의 인대와 근육을 과도하게 스트레칭하면 고관절과 천장관절의 안정성이 손상되어 고관절 굴곡근에 불균형이 생기고 근육 사슬 전체가 손상될 수 있다.

      로우 타이드는 골반과 다리, 허리를 연결하는 심부 및 표면 근육을 깨우고 사용하면서, 서로의 균형을 잡는 데 중점을 둔다. 고관절을 안정시키고 중심을 잡아주는 로우 타이드 동작은 무릎과 발목, 발의 위치를 잡는 것에도 영향을 미친다. 골반은 천요추부위와 하지대 및 다리를 연결하는 중심점이다.

천골과 고관절, 무릎 부위에서 자주 발생하는 문제는 천요추 부위와 골반 및 대퇴골 사이의 기능이 제대로 통합되지 않아 발생할 수 있다. 오다카 요가에서는 불균형의 징후를 예방하기 위해 로우 타이드를 사용한다. 이 움직임은 만성적으로 수축된 허리와 장요근을 풀어준다.

'하이 타이드', 밀물: 어깨를 위한 생체역학적 움직임

하이 타이드 동작은 몸을 생체역학적으로 열고 닫는 움직임을 통해 주동근과 길항근의 균형을 잡는다. 또한, 견갑골-상완골 관절의 가동 범위를 넓혀주며, 관절의 중심을 잘 맞출 수 있도록 한다. 더불어, 하이 타이드는 어깨의 잘못된 움직임이 지속되지 않도록 한다. 예를 들어, 흉근을 과도하게 사용하여 능형근에 손상이 가는 현상을 예방한다. 그러므로, 회전근도 건강하게 사용할 수 있다. 또한 자주 생기는 척추후만이나 수근관 압박도 예방할 수 있다.

이 움직임은 어깨 심부 근육뿐만 아니라 팔꿈치와 손목의 근육도 활성화하고 안정화시킨다. 팔 관절에 이완증이 있거나 과신전 되어있는 경우에도, 올바른 정렬을 도와 관절에 과부하가 걸리지 않도록 한다. 다시 한번 관절에 공간을 만들고 이동성을 높여주어 관절을 건강하고 젊게 유지할 수 있게 된다.

프라나의 힘 | 심장의 리듬

프라나와 리듬은 요가의 두 가지 핵심 요소이다. 사람들은 프라나와 리듬을 다양한 방식으로 탐구하여 그 의미가 더욱 깊어졌으며, 심도 있게 응용했다. 그리고 이를 통해 우리는 요가가 수련과 삶에 영향을 주는 방식을 이해할 수 있게 되었다.

프라나는 생명력이다. 이 생명력을 키우는 것은 육체와 정신 모두에 활력을 불어넣는 열쇠이며, 깊은 해독과 오래된 긴장을 풀어내는 기반이 된다. 특히, 움직임에서의 생명 에너지를 이야기할 때 체액을 빼놓을 수 없다. 신체를 움직이는 것은 에너지뿐만 아니라 생리적 순환에도 중요한 영향을 미친다. 움직이면 체액이 균일하고 일정하게 분배되어, 장기뿐 아니라 모든 말초신경까지 영양과 자극을 더 잘 전달하게 되어 순환이 촉진되며, 깊은 곳에 있는 독소가 제거되고, 동시에 몸이 완전히 재생된다.

더욱 효과적으로 흐르기 위해서, 내부의 에너지인 프라나의 흐름과 순환을 높이는 특정한 리듬과 박자를 시퀀스에 적용해야 한다. 기본적으로 몸을 전체적으로 생각해야 한다. 오다카에서는 "중심에서 손발 끝으로, 그리고 손발 끝에서 중심으로"라는 말을 자주 인용한다. 이 말의 의도를 살펴보면, 전체적인 관점에서 자극하며 깊은 통합을 이루라는 뜻이다. 위에서 생리학적 측면으로 이야기한 바와 일맥상통한다. 당신은 유일무이하며 온전한 존재이다. 이를 알면 변화를 가져올 수 있다. 특히 효과적인 수련을 하고자 한다면, 이를 항상 명심해야 한다.

통합된 방식으로 움직이는 첫 번째 단계는 나의 몸이 개별적인 근육으로 이루어진 것이 아니라 골격, 장기, 근육, 결합 조직으로 구성된 시너지 시스템임을 이해하는 것이다. 움직일 때, 몸을 움직이는 방식에 따라 매우 다른 결과를 낳을 수 있다. 개념을 더 명확하게 이해하기 위해 예시를 살펴보자. 일반적으로, 움직임이 일어나면 수축에 의해 활성화되는 근육에 초점을 맞추고 그 근육만이 움직임과 '관련'된다고 느낀다.

마찬가지로, 강한 스트레칭을 할 때, 신전되는 근육만이 영향을 받는다고 일반적으로 생각한다. 이와 같은 사고방식으로 요가 수련을 하면 근육의 한 방향, 혹은 다른 방향에 과부하를 가져올 수 있다. 결국, 부상의 위험이 높아진다. 생체 역학에 대한 세심한 연구와 실제 수련을 통해 사실로 드러난 것은 시너지 효과를 주는 근육을 활성화하는 것 외에도 길항근이 결합되면 (이두근을 수축하면 삼두근이 길어진다) 최소한의 노력으로 수련을 할 수 있다는 것이다. 이러한 방식으로, 자세는 강한 시너지 효과와 함께 완전하게 구현되고, 곧 수련은 '마음 관찰'로 전환된다. 이는 연구와 경청의 여행이다. 그렇게, 요가는 진정한 영혼의 여행으로 탈바꿈된다. 따라서, 움직일 때 모든 신체 부위에서 인식이 일어나며, 단순히 형태를 실현하는 것에 앞서 인식이 선행된다.

일단 자세를 취하면, 새로운 시너지 효과가 나타난다. 뼈가 정확한 위치에 자리하게 되며, 근육이 조화롭게 움직일 수 있도록 관절을 세밀하게 움직일 수 있게 되기에 근육의 움직임을 지원할 수 있게 된다. 이 시점에서 끊임없는 리듬에 맞춰 신체가 수축과 팽창을 하며 정렬된 상태로 움직이면, 신체적으로 들여야 하는 노력이 줄어들고 실질적으로 거의 아무런 노력을 들이지 않아도 된다. 하지만, 무엇보다 모든 에너지가 충분히 흘러 신체가 안정적이고 가벼워지며 조화를 이루게 되어 나만의 자연스러운 리듬을 존중할 수 있게 된다. 프라나가 자유롭게 흐를 때 비로소 자신의 리듬을 찾을 수 있다.

어렸을 때 줄넘기를 해본 적이 있는가? 그 순간을 기억해 보자. 손은 줄넘기의 끝을 잡고, 줄이 발뒤꿈치를 가볍게 스친다. 스칠 때 거칠다고 느낄 수도 있다. 줄이 땅에서 올라오는 동시에 발을 스치는 데, 그때 얼마나 많은 힘을 줘야 하는지 정확하게 알지 못한다. 초보일 때는 특히 그랬을 것이다. 무의식적으로 어떤 리듬이 맞는 건지 이해하려 노력했을 것이다. 애쓰지 않고, 무엇보다도 움직임을 방해하지 않고 줄넘기를 할 수 있기 위해서 말이다. 아마도 약간의 실수는 있었겠지만 오랜 시간 인내심을 가졌다면 나에게 알맞는 속도를 찾을 수 있었을 것이다.

줄넘기가 올라간 바로 그 순간, 발아래로 줄이 넘어가고 애쓰지 않으며 계속 뛰어올랐을 것이다. 조화와 균형이 있어 당신은 밧줄과 하나였다. 원한다면 끊임없이 뛸 수 있었을 것이다. 그렇게 당신은 리듬을 탔을 것이다. 모든 것에는 리듬이 있다. 호흡에도 리듬이 있고, 바람에 의해 움직이는 나뭇잎에도 리듬이 있고, 냄비 안에서 끓는 물, 껍데기 안으로 움츠러드는 달팽이에도 리듬이 있다.

세상에 존재하는 모든 요소에는 고유한 리듬이 있다. 잠시 시간을 내어 마음의 소리에 귀를 기울여보자. 수축과 팽창으로 구되는 리듬. 바로 이 리듬이 나의 리듬이다. 이제 마음을 넓혀 우주의 리듬을 느껴 보자.

우주의 진동. 스판다

당신은 움직임이다. 시바의 춤을 기억하는가? 당신은 입자로 이루어져 있으며, 그 입자는 이성적으로는 상상할 수조차 없는 빠른 속도로 소용돌이치고 있다. 당신은 윤회●의 수레바퀴이며, 모든 동양의 교리에서 생명-죽음-재생의 순환을 이야기하는 것은 놀라운 일이 아니다. 브라마, 비슈누, 시바의 신화에서처럼 신체 안에서는 매일 원자가 생성되고 저장되고 파괴된다. 이 움직임은 매우 정확한 리듬을 가지고 있다. 그것은 나의 리듬이다. 이를 따르지 않고 원자와 함께 진동하지 않으면 중심과 균형을 잃게 된다.

과도하게 빠른 속도로 살았던 지옥 같은 날 중 하루를 돌이켜보자. 아침 알람 소리, 아이들 등원 시키기, 교통 체증, 회사, 끊임없이 걸려오는 전화, 회의, 책상에서 급하게 먹은 점심, 아이들 하원 시키기, 저녁 준비, 아이들 재우기, 그리고 아마도 언뜻 볼 수밖에 없었던 배우자의 모습.

당신 하루는 어디에 있는가? 진정으로 하루를 즐겼다고 말할 수 있는가? 아니면 뭔가 놓친 것 같은 느낌이 드는가? 여가에 전

● **윤회** 산스크리트어로 '삼사라'라고 하며, 이는 '함께 흐른다'는 의미

념하는 주말을 생각하며 또 다른 예를 들어보자. 집, 아침, 책, 소파, TV, 저녁… 이날이 정말 만족스러운 날이라고 확신하는가?

보다시피, 극단은 만족스럽지 않다. 이런 날들은 나의 리듬을 나타내지 않는다. 그런 식으로는 자신은 물론, 생명의 에너지도 잃게 될 것이다. 너무 내면을 파고들어 주변과의 연결성을 잃어버리거나, 반대로 과도하게 외부만을 바라보면, 나 자신과의 친밀한 연결성을 잃어버릴 것이다. 진동에 의해 생겨난 균형은 잃은 채 말이다.

인도에서 리듬은 스판다^{spanda}라는 용어로 정의되며, 진동을 의미하는 'spand'라는 단어에서 그 어원을 찾을 수 있다. 이는 일반적으로 '진동' 혹은 '진동 에너지'로 번역된다. 실제로, 역동적이고 진동하는 본질적인 특성과 관련되어 있다. 실제 개념에 기초한 이 철학에 따르면, 현 세계의 궁극적인 현실은 다름 아닌 역동성이다. 시바의 신성한 기쁨이 가정하는 역동성인 것이다. 이 개념에 따르면, 의식도 움직이지 않는 본질로서 세상에 존재하는 것이 아니라 운동으로서, 즉 모든 창조와 변형과 소멸의 근원인 끊임없는 힘으로 나타난다는 것을 추론하는 것은 어렵지 않다.

영국인 인도학자 마크 딕코프스키는 스판다를 다음과 같이 완벽하게 정의 내렸다.

스판다는 절대자의 자발적으로 반복되는 박동으로,
그 박동은 우주의 모든 세부 사항이 드러나고, 무한하게 발산된다.
동시에, 스판다는 순수한 지각^{upalabdhṛtā}으로서

> 우주의 친밀한 진동을 가진 의식으로,
> 인지^{jñātṛtva}와 활동^{kartṛtva}처럼 주관성 또한 나타낸다.

따라서 이 철학에서, 현실은 수축과 팽창의 끊임없는 리듬인 박동으로 나타난다. 심지어 생각에도 리듬이 있다. 역설적이게도 그 리듬과 움직임을 따라가면, 생각을 '멈출 수' 있을 것이다.

집중하는 대상을 없애면, 끝없는 꽃을 지나다니는 벌은 물론이고, 사물의 본질까지도 파악할 수 있을 것이다. 진행 과정에서는 모든 것이 변화하고 변화는 새로운 필요와 새로운 생각의 뉘앙스를 표면으로 가져와 공허함 또는 생각의 부재를 재발견할 수 있게 해줄 것이다.

리듬의 본질: 극단 사이의 진동

리듬과 조화는 밖을 향했다가 다시 양극단의 사이로 돌아오는 것에 지나지 않는다. 모든 것은 그 반대를 예견한다. 하나의 극단 없이는 반대의 극단을 이해할 수 없다. 끊임없이 빛이 들어오는 환경에서 산다면 어떻게 어둠을 생각할 수 있겠는가? 마음을 안으로 모으면 '내부'에 있는 것이지만, 동시에 외부 환경과 상호작용하기에 '외부'에 있는 것이기도 하다.

호흡은 극단 사이의 리듬이며, 들숨과 날숨 사이의 리듬이다. 당신은 그저 호흡과 다음 호흡 사이에서 일어나는 거대하고 아름다운 결과일 뿐이다. 배로 들어오는 것을 환영하고, 내려놓기 위해 배를 비우는 그 사이에 일어나는 결과가 곧 당신이다. 당신은 리듬 속에서 필연적으로 조화를 이루게 될 것이다. 당신은 극단 양 끝 중에 한곳에 존재하는 것이 아니라 동시에 양쪽에 존재하는 것이기 때문이다.
감정적인 측면에서도 마찬가지다.

- 과도하게 수축하면 (너무 내면을 향하면)
  주변 환경과의 연결이 완전히 끊어진다.
- 반대로 과도하게 확장하면 너무 바깥을 향하게 되어
  자신과의 연결이 완전히 끊어질 수 있다.

수축하고 우주로 팽창하는 리듬 속에서 흐름을 발견할 때 당신은 안과 밖에 동시에 존재하게 될 것이다. '전체 속의 하나'
이전에 예시로 들었던 파도 이야기로 돌아가 물에 떠있던 경험을 떠올려보자. 얼굴의 반은 물에 잠겨 있고, 나머지 반은 공기와 닿아있을 것이다. 그럼, 물 안에 있으면서도 동시에 물 밖에 존재하게 된다. 몸은 떠올라 부유하며, 균형을 이루고 있고, 몸에는 힘이 들어가 있지 않다. 바로 그 시공간에서 당신은 본질이며, 다시 연결되었고, 통합되어 있다. 전체 안에 있으면서도 자신 안에 있다. 그렇게 자신을 깊이 알게 된다.
오다카에서 리듬은 본질적인 핵심이다. 리듬은 우주가 수축하고 확장하는 리듬, 즉 진정한 본질과 연결되기 때문이다. 이 경우,

고정되고 정적인 형태인 극단에 몸과 마음이 갇혀 있지 않아, 중도에 머무를 수 있게 된다. 즉, 모든 것을 내포하는 진공에 머무르게 된다. 하나와 또 다른 것의 역동적인 균형 속에 말이다. 이는 필연적으로 요가가 가장 깊은 뿌리를 두고 있는 힌두교 신화로 당신을 이끌 것이다. 여기서, 요가는 극단의 통합이라는 점을 다시 기억해 보자.

요기들의 아버지인 시바, 그 자체가 극단의 표현이다. 시바는 파괴자이면서도 창조자이다. 결국, 자신에 대한 어떠한 분류도 불가능하게 한다.

시바에게 주어지는 수많은 명칭은 그의 존재의 다양한 측면을 반영하여 종종 서로 반대되기도 한다. 그의 다양한 이름은 마하데바 (위대한 신), 나타라자 (춤의 신), 우그라 (힘의 신), 바이라바 (공포의 신), 순다레슈와라 (아름다움의 신), 루드라 (포효하는 자)로 알려져 있다. 또한, 시바는 죽음의 신이며, 만물의 근원이자 생명의 원천이다. 모든 것을 파괴하고 집어삼키는 무서운 신으로 표현되기도 하지만, 숲과 산을 헤매며 춤의 리듬을 통해 각각의 존재에게 생명을 부여하고 새로운 세계를 창조하는 신비롭고 관능적인 존재로 표현되기도 한다. 그리고 모든 것의 존재와 소멸을 허용하는 것은 바로 그 리듬이다.

사실, 극단이 사라져야 공(空)의 개념이 생겨난다. 하지만 '공'이라는 것은 극단이 해체되어야만 존재할 수 있기에 공은 극단을 모두 포함한다. 이는 추상적인 개념이 아니며 단순히 힌두교 신화나 선 스승이 말하는 이야기로 가볍게 다뤄지지 않는다. 당신도 이 개념에 속한다.

힌두교 전통의 신성한 경전인 푸라나 중 하나인 스리마드 바가바탐은 시바를 세밀하게 묘사한다. 이 글에서 시바는 공(空)의 개념에서 비롯한 극단의 의미와 극단의 소멸을 보여준다.

나는 마음이 아니며, 지성도 자아도 이 모든 것의 집합체도 아니다.
나는 청각도 후각도 다른 감각도 아니다.
나는 공간도 땅도 불도 공기도 아니다.
나의 본질은 의식과 행복이다. 나는 시바, 나는 시바이다!

그것들은 프라나도 아니고, 5 원소도, 몸의 7요소도,
다섯 개 층을 가진 판차코샤도 아니다.
나의 본질은 의식이며 행복이다. 나는 시바, 나는 시바이다!

나를 끌어당기는 것도, 거부하는 것도 없으며
욕망도 환상도 교만도 질투도 없다.
나는 쾌락을 추구하지 않으며,
부나 미덕, 혹은 해방을 추구하지도 않는다.
나의 본질은 의식이며 행복이다. 나는 시바, 나는 시바이다!

나는 공덕도 허물도 없으며,
쾌락이나 고통을 느끼지 않으며, 반복해야 할 만트라도 없으며,
방문할 성지도 공부할 경전도 없을 뿐 아니라,
바쳐야 하는 희생도 없다.

나는 행동이 아니며, 그 행동의 결과도 아니고,

그것을 행하는 자도 아니다.

내 본질은 의식이며 축복이다. 나는 시바, 나는 시바이다!

나는 죽음을 초월하며, 두려움도 모든 계급의 구분도 초월한다.

나는 아버지도 어머니도 없으며 태어난 적도 없다.

친척도 친구도 없으며, 스승도 제자도 없다.

내 본질은 의식이며 행복이다. 나는 시바, 나는 시바이다!

나는 모든 존재와 모든 장소, 모든 능력에 존재하지만,

이름도 형태도 없으며, 구별하지 않는다.

나에게는 속박도 해방도 존재하지 않는다.

나의 본질은 의식이며 행복이다. 나는 시바, 나는 시바이다!

이 짧은 글에서 우리는 극단의 의미를 엿볼 수 있다. 바로 우리가 모든 것이기 때문에 우리는 아무것도 아니다. 또한, 그 반대이기도 하다. 공에는 모든 것이 담겨 있다. 그러나 비우기 위해서는 극단의 균형 속에서 내 안에 음과 양이 있어야 한다. 내면과 외면 모두에 말이다. 그렇다면, 인생에서 공을 추구해야 하는 이유가 문득 궁금할 것이다. 공은 도교와 선(禪) 모두에서 중요한 개념이다. 노자는 오직 '공'만이 진정한 본질이 담겨 있다고 주장했다.

예를 들어, 방의 실체는 지붕과 벽 자체가 아니라 지붕과 벽으로 구분된 빈 공간에서 찾아야 한다. 주전자의 유용함은 물을

부을 수 있는 진공에 있지, 주전자의 모양이나 그것이 만들어지는 재료에 있지 않다. 공은 모든 것을 담고 있기 때문에 전능하다. 공이 있으면 전체가 있으며, 특히 조화가 존재한다.

잠시 멈춰 생각해 보자. 몸은 빈 공간에서만 움직일 수 있다. 그림은 완전히 비어있는 빈 종이 위에만 그릴 수 있고 나라는 존재에 공간을 줄 수 있다. 그러나 공의 개념은 그 반대되는 개념에서 존재한다. 즉 '전체'와의 관계에서만 존재하며, '전체'는 상호작용과 극단의 진동에 의해 생겨난다.

그리고 이는 정신적인 차원에서도 일어난다. 마음의 동요를 멈추는 것 (파탄잘리가 이야기하는 요가의 주요 목표-요가 치타 브리티 니로다)은 움직이면서 의식함으로써 이룰 수 있다. 도교와 선종에서 배웠듯 마음이 안과 밖에 동시에 존재하게 하는 리듬 속에서 가능하다. 그리고 빈 공간에서만 움직임이 있을 수 있다면, 그 움직임 속에도 비움이 존재하게 된다. 마음의 비움. 선종에서의 잔심의 개념을 기억하는가? 여기서 다시 한번 원이 닫히면서 개별적으로 존재할 수 없는 개념이 합쳐진다. 한 생각에서 다른 생각에 이르는 유동적인 마음만이 외부 환경과의 연결성을 잃지 않은 채 주변의 세부적인 부분을 인식하며, 그 세부적인 부분으로부터 자유롭다. 더불어, 유동적인 마음만이 자유롭고 자연스럽게, 그리고 자발적으로 행동하며 조화와 균형을 유지할 수 있다.

정신은 내부(자신과 관련)에 있으면서, 동시에 외부(환경과 관련)에 존재한다. 전사는 자신과 주변 환경을 동시에 인식할 때 전쟁터에서 준비된다. 그 환경이 적이든 땅의 형태이든 바람의 방향이

든 말이다. 밖에 있는 것은 안에 있는 것이며, '모든 것'에 있는 것은 '비어 있다'.

눈을 감아 이 개념을 시각화해 보자. 마음의 안과 밖. 자연스러운 진동이 있지 않은가? 이 모든 것이 진동하며 돌아오는 리듬처럼 들리지 않는가?

극단 사이에서 리듬에 맞춰 살아가기: 균형과 변화

극과 극 사이에서 리듬에 맞춰 살아간다는 것은 변화 속에 살아간다는 의미이며, 이 변화는 오다카에서 매우 중요한 의미를 지닌다. 하나의 자세에서 다른 자세로 가는 여정뿐만 아니라 삶에서 일어나는 하나의 사건과 다른 사건 사이에도 변화는 존재한다. 즉, 역동적인 균형 속에서 다양한 지점 사이에 변화가 존재한다. 우리는 직선을 구부려야 한다. 삶에서 일어나는 어떠한 사건도 직선적이지 않으며 자연에도 직선이 존재하지 않고, 삶은 빈틈없는 구획으로 나누어지는 것이 아니기 때문이다.

변화 속에서 살아가는 우리는 항상 '지금 여기'에 있다. 즉, 나는 떠나고 돌아오는 동작 사이에 존재한다. '지금 여기'에서는 시간의 흐름이 멈추고 나의 본질과 주변의 공간에 대해 깊이 깨닫는다. 아주 잠깐, 천분의 일초라도 시간이라는 개념의 의미가 사라지고 내가 내면과 외부에 동시에 존재하며 영원한 순간에 머무른 채로 사는 것. 들숨과 날숨 사이의 그 찰나에 존재하는 것. 이것이야말로 진정한 깨달음이 아니겠는가?

하나의 지점과 다른 지점 사이의 반동은 마음이 유동적으로 흐르도록 한다. 그리고 마음이 유동적으로 흘러야 생각의 동요를 멈출 수 있다. 추상적인 수준에서는 이 개념을 이해하기 어려울 수 있지만 몸짓을 의식하고 움직일 때 일어나는 일에 주의를 기울인다면, 신체적인 관점에서는 어렵지 않게 감각할 수 있을 것이다.

수축과 팽창의 리듬이 균형을 만들어낸다면, 이 역동성은 균형을 유지하는 자세 자체에도 적용될 수 있다. 예를 들어, 오다카 수련에서는 비라바드라사나 3 자세로 확장하기 전, 수축해야 한다.

시바의 춤 자세에서 다리와 상체는 모두 중앙선과 몸의 중심인 코어(복부 단전)를 향해 수축된다. 이렇게 수축하면 에너지가 생성될 뿐 아니라 균형을 잡기 위해 필수적인 코어 근육이 활성화된다. 중앙에 에너지를 압축해 모으면 에너지를 몸 전체에 고르게 분배하여 통합할 준비가 된 것으로, 몸은 천천히 비라바드라사나 3으로 확장하며 팔뿐만 아니라 다리도 부드럽게 뒤로 보낼 수 있게 된다.

실제로 몸의 중심에서 끝까지 나선형으로 진행되는 이 동작을 통해 마음은 자세에 갇히지 않게 된다. 시작했던 자세(시바의 춤: 동작의 A 지점)나 도달해야 할 자세(비라바드라사나 3: 동작의 B 지점)도 아닌 두 지점을 통합하는 시공간, 즉 변화에 머무를 수 있게 된다.

동시에, 비라바드라사나 3에서 우리의 몸은 중앙선을 따라 다시 압축되고, 에너지도 다시 중심으로 연결된다. 이를 통해 우리의 몸은 쉽고 부드럽게 시바의 춤으로 돌아갈 수 있게 되며, 이전에 모은 에너지를 다시 분배하여 자세를 계속 왕복할 수 있게 된다.

실험해 보라. 이 왕복운동을 하면 절대 균형을 잃지 않는다는 것을 발견할 것이다. 계속 움직이는 순간에도 말이다. 이 박동, 그리고 수축과 팽창의 리듬 속으로 깊숙이 들어가면, 애쓰지 않을 때의 가벼움을 느낄 뿐 아니라 마음이 과거와 미래 사이에서 동요하는 것을 멈추게 될 것이다. 곧, 자발적으로 그 중간에 그저 머무르게 될 것이다. 즉, 지금 여기에 존재하게 된다. 지금 여기에 존재하지 않는다면 요가가 무슨 의미가 있겠는가?

'지금 여기'는 정신의 동요조차 존재하지 않는 머무름의 찰나이다. 그 순간엔 조화로움이 존재하며 길을 잃을 가능성은 없다. 나는 현존할 때 비로소 존재한다. 나는 그 몸짓이며, 나는 더 이상 하나의 자세에서 다음 자세로 넘어가는 수련을 하는 것이 아니라 내가 곧 요가가 된다. 바로 지금 이 순간에 존재하는 것. 나 자신뿐만 아니라 환경과도 긴밀히 연결되어 있는 것. 이는 내게 일어날 수 있는 가장 놀라운 일이다.

그리고 바로 그 순간, 나 자신과 주변 환경의 본질을 이해하고 경청할 수 있는 여유가 있는 영원한 순간, 순수한 본질과 자의식, '움직이는 의식', 이 모든 것은 하나가 된다. 이는 요가가 우리에게 가르쳐 주는 바와 같다. 하지만 불행히 현대사회에서는 요가라는 특별한 수련이 하나의 도道로서, 현실에서 훌륭한 연구 도구가 될 수 있다는 사실이 잊힌 듯하다. 무술 명인들도 다름 아닌 자아 탐색의 도구로서 무술을 활용한다.

다도에서는 차 한 잔을 나누어 마시는 단순한 시간조차도 진정한 의식으로 여겨진다. 그 의식의 목적은 아름다움과 완벽함, 예술과 나의 본질을 다시 발견하는 것이다.

요가 또한 '연구를 위한 도구'로 활용해야 한다. 그러나 점차 완벽한 신체 형태를 추구하거나 정적靜的 (A 또는 지점 B)이거나 멈추고 이완하는 순간으로 남는 경우가 점점 늘어나고 있다. 보통 이러한 수련 방식은 진정한 본질과 개인적인 본성에 따라 진동하는 균형 잡힌 리듬이 결여되어 있다.

이와 같은 수련은 종종 경직이나 극단적인 이완을 가져오는데, 이는 극단 사이에서 일어나는 에너지 흐름을 과도한 역동성과 이완 상태로 바꾸기 때문이다.

체력 단련에 중점을 둔 극도로 활동적인 수련을 해본 적이 있는가? 아마도 매트 위에서 올바른 자세를 찾기 위해 매우 빠르게 움직이며, 이전보다 더 높은 완성도를 달성하는 것을 목표로 할 것이다. 이렇게 수련을 하면 종종 근육과 자아가 과도하게 수축된다. 자신의 내면에 너무 빠진 나머지 거리에 나가서 도시의 교통 체증에 휩쓸릴 때도 마치 외부가 존재하지 않는 것처럼 보인다. 예를 들어, 길에서 자전거 타는 사람을 재빨리 피할 수 없을 것이다. 당신은 과도하게 수축되어 있으며, 단절되어 있다.

지나치게 자신과 수련을 동일시한 나머지 오직 그 관점만을 보고 주변 환경과의 연결을 완전히 잃게 된다. 따라서, 그 수련은 평화로운 은둔처가 되고, 타인과 마주하는 것이 중요하지 않은 안전한 해변이 된다. 그렇다면 반대로, 극도로 차분한 리듬의 요가 수업에 참여한 적이 있는가?

긴 여행에서 이제 막 돌아왔다고 해보자. 피곤한 몸에는 담요와 베개로 편안하게 지지해주는 달콤한 수련이 도움이 되겠다는 생각이 들 것이다. 실제로 그런 수업이 간절히 필요할 수도 있다.

그래서 그 두어 시간 동안, 자신을 내려놓고, 햇빛에 녹는 아이스크림처럼 몸이 늘어지며 점점 더 부드러워지는 것을 느낄 것이다. 하지만 그 자리에서 일어나 집으로 걸어갈 때, 몸이 전보다 더 피곤하다고 느낄 것이다. 심지어 발을 헛디뎌 넘어질 수도 있다. 몸의 긴장을 너무 풀어버려서 탄력을 잃고, 자신을 완전히 놓아버린 것이다. 그렇게 되면 자기 자신과의 연결이 끊기고, 무엇보다 많은 에너지가 밖으로 흩어지게 된다.

두 경우 모두 균형이 부족하고, 자신에 대한 진정한 탐색이 결여되어 있다. 자신을 다시 발견하고, 스스로의 내면에 귀 기울이며, 타인을 알아가는 과정은 '내부'에 머무는 동시에 관계 속에서 이루어져야 하기 때문이다. 인간관계에서도 이 원칙은 그대로 적용된다.

누군가를 '너무' 사랑한 나머지 끊임없이 '주는' 상황이 있을 수 있다. 설령 상대가 같은 방식으로 반응하지 않더라도 말이다. 이런 경우, 에너지는 균형 있게 순환되지 않는다. 이러한 경험 속에서 분명 상실감이나 피로감, 그리고 정서적 소모를 느꼈을 것이다.

교환이 없으면 자신에게 돌아오는 실질적인 박동은 없으며 상당한 에너지 소비와 함께 한 방향의 흐름만이 존재하게 된다. 반대로 충분히 사랑하지 않고, 차별 없는 상대방의 사랑을 받기만 한다면, 여전히 자신 안에 있는 은신처에서만 머무르게 되고 불균형이 생길 것이다. 두 경우 모두 에너지가 분산되거나 과도하게 집중되어 리듬이 없고 조화가 없다.

모든 것은 리듬이다. 이는 극단 사이의 에너지의 진동이다.

긴장과 이완: 자아가 개입하는 방식

변화 속에 살며 '고요한' 중심의 통합을 이루기 위해서는, 긴장과 이완의 본질에 대한 지식이 기본적으로 필요하다. 긴장과 이완의 '중간 상태'에 머무르는 것은 결코 간단하지 않으며, 대부분의 경우 지나친 긴장 상태와 과도한 이완 상태를 반복하며 두 극단의 정점 사이를 오가는 삶을 산다. 그러니 적절한 긴장이나 이완을 찾는 것이 낫지 않겠는가? 그렇다면 '적절한 긴장감'을 찾으려고 노력하면서 정점을 극복해야 하는 이유는 무엇인가?

'적절한 긴장'이 의미하는 바를 더 잘 설명하기 위해서는, 신체의 과도한 긴장은 내면의 막힘을 구성하며 이 막힘은 자아의 자기 확증 의지에 의해 나타난다는 점을 언급하는 것이 좋을 것 같다. 확장의 개념은 그러한 막힘의 제거를 의미하며, 이는 인간을 자아라는 마력 아래에 두는 태도를 극복해야만 달성할 수 있다. 수련은 수행하고자 하는 기술과 관계없이 긴장과 이완 사이의 올바른 관계를 실현하는 데 도움이 되겠지만, 육체적인 휴식이나 자아의 성장이 아닌 자신의 본질 안에 있는 자유를 추구해야만 자신과 삶의 여정에 의미가 있을 것이다.

내가 찾고 있는 것은 이미 나이다. 비록 내가 외부 세계와의 기존 관계 네트워크에 빠져 있더라도 말이다. 동양의 관점에서, 우리 모두는 이미 부처의 본성을 가지고 있다. 하지만, 우리에게는 자아도 존재하며, 이 자아는 외부 세계와의 관계에 영향을 미친다. 따라서 나는 또한 다른 무엇이며, 자신을 찾아야 하며 자신을 재통합해야 하는 임무를 부여받는다.

사실, 긴장감을 조성하는 것은 바로 나의 본질로부터의 분리이다. 이완하는 연습은 긴장으로부터 당신을 해방시킬 수 있을 때만이 그 목적이 있다. 긴장은 자아에 의해 야기되어 진정한 존재와의 연결을 방해하고 자신의 본질에 따라 세상에서 행동하는 것을 방해한다. 긴장은 보통 자아가 고정되어 있을 때 발생한다. 예를 들어 특정 자세에서 긴장했을 때, 욕망에 사로잡힐 때, 생각이나 분노를 극복하지 못할 때 긴장감이 발생한다.

감정이나 트라우마, 혹은 존재에 대한 자아의 집착으로 인해 발생할 수 있는 긴장감은 사람을 완전히 지배하여 현실을 마야 뒤로 감추어 현실을 흐리게 하고, 환상에 자아를 흐린다. 긴장의 회복은 사실 자아를 내려놓는 것이다. 따라서 근육을 이완하는 수련은 이 목표를 달성할 때만 의미가 있다. 이는 카를프리트 그라프 뒤르켐Karlfried Graf Dürckheim의 저서 《인간 삶의 중심: 복부 단전Hara: The Vital Center of Man》에 다음과 같이 명확하게 설명되어 있다.

모든 팔다리가 이완되면, 애쓰지 않으며
팔다리를 내려놓아야 하고,
무기력함에 빠지지 않도록 조심해야 하며,
존재감의 질적 변화를 파악해야 한다.

사실, 그 상태를 일정 시간 동안 유지하고
점점 더 자신을 식별하는 방법을 알게 되면

정신적으로 의미 있는 일이 발생한다.

이에 대한 객관적인 징후는
순간적으로 움직이지 못하는 상태이다.

한편으로 이는 충동 의지에 대한 복종으로 인한 긴장감이
생체 조직에서 사라졌다는 것을 의미하며,

다른 한편으로는 습관적으로 인간 전체에 대한
지배권을 행사하는 자아가
이제는 더 큰 전체에 속하게 되었음을 의미한다.

이렇게 완전한 이완 상태에서
새로운 무언가가 인간에게 나타날 수 있다.

마치 우리가 더 큰 무언가로 녹아들지만,
특이한 방식으로 지원과 안전을 찾는 것과 같다.

의식은 완전히 깨어있지만
자아가 없는 상태에서 운동하는 사람들은
깊이 숨을 내쉬며 밖으로 나아갈 수 있다.
그러면 팔다리를 다시 사용할 수 있게 된다.

만약 더 이상 나 자신에게만 속하지 않으면서도,
더 넓은 방식으로 나 자신에게 머무르는
이 특별한 상태를 경험한다면,
신비한 힘의 무언가가 내 안에 남을 것이다.

그렇지 않으면 당신은 그저
육체적으로만 안도감을 느낄 것이다.

우리가 앞 장에서 이야기한 복부 단전, 즉 중심이 '적당한 이완'의 전제이며, 적당한 이완은 오직 '적당한 긴장'과 번갈아 가며 나타나야만 가능하다는 것을 이해하기 위해서는 위의 내적 작업이 필요하다. 적당한 긴장과 이완의 교차는 그저 중심을 필요로 하며 실제로 중심에 의해 결정된다. '적당한 긴장감'은 과도한 긴장의 제거를 전제로 한다. 반대로 '올바른 이완'의 비결은 올바른 긴장감이다. 사실, 모든 이완은 그 반대와 균형을 이루는 범위 내에서만 내적 발달에 도움이 된다. 확장이 수동적 포기로 이어질 때 이는 불가능하다.

프라나의 움직임과 애쓰지 않음

리듬은 프라나가 움직이는 것이며, 이를 통해 에너지는 우리 몸의 중심에서 끝으로, 끝에서 중심으로 균일하게 분포하게 된다. 에너지를 코어로 집중할 수 있다면 신체의 모든 작은 세포, 심지어 말초 신경 끝까지 에너지를 더욱 통합적으로 분배할 수 있다. 이를 통해 수련은 움직이는 프라나, 움직이는 에너지, 움직이는 호흡이 된다.

호흡은 리듬이며 팽창과 수축이라는 매우 정확한 역학에 반응한다. 숨을 쉬는 동안 자신의 배를 관찰해 보자. 그리고 이 무한한 박동에 집중해 보자. 균형 잡힌 리듬으로 호흡하면 생명 에너지가 고르게 분배되어 조화를 이룰 수 있다. 호흡의 리듬은 당신이 지금 무엇을 하고 있는지에 대해 많은 것을 말해준다. 불안하거나 압박감이나 스트레스를 느끼는 순간에는 심장의 리듬이 눈에 띄게 증가한다. 호흡의 리듬은 기계적인 움직임일 뿐만 아니라 모든 존재를 움직이는 생명력의 표현이다.

호흡은 나를 나 자신에게 연결하는 가장 간단한 경로를 만들어 주며, 감정적, 직관적, 이성적 언어와 더불어 나를 표현하는 네 가지 언어 중 하나이다. 요가는 전체 유기체의 조화를 위한 호흡의 중요성을 항상 우리에게 전수해 왔다. 호흡은 반대되는 것들 사이를 이어주는 다리이며, 몸과 영혼, 물질과 정신을 하나로 묶는 박동이다. 호흡은 자율 신경계와 중추 신경계 사이의 연결 고리인 수의근 또는 불수의근일 수 있다. 호흡은 의식과 무의식, 합리성과 비합리성, 각성과 수면, 의지와 자발성 사이의 다리 역할을 한다. 몸이 균형을 이루고 경직되지 않으면 호흡도 조화롭게 이루어진다. 정상적인 호흡은 복부와 가슴이 리듬감 있게 박동하는 느낌이며, 배에서 시작하여 가슴으로 올라와 유동적이고 조용하게 움직이면서 확장된 다음 그 반대 움직임으로 이완된다. 이 움직임과 호흡 사이의 리듬에는 노력이 필요하지 않다. 예시로 들었던 줄넘기 이야기 기억하는가?

팔과 다리, 줄넘기 사이의 리듬을 찾으면 피로가 크게 줄어들고 움직임이 끝없이 계속된다. 호흡이 평온해지고 나와 줄넘기가 하나가 되는 느낌을 받으면 이 느낌이나 리듬 자체가 사라진 것을 바로 알아차리게 된다. 이를 분명하게 느낄 수 있을 것이다.

움직임, 생각, 호흡이 단절되고 끊기면 몸은 갑자기 무거워진다. 모든 근육이 피로해지고 즉시 매우 고단해져 육체적으로 피곤함을 느낀다. 이는 손, 발, 무릎이 서로 분리되어 개별적으로 움직여 각 부위의 통합이 이루어지지 않았기 때문이다. 즉, 리듬과 유동성이 없어진다. 그리고 이러한 조건에서는 줄넘기나 특정한 방식의 수련이 자신에게 적합하지 않다고 확신하는 경우가 생길 수 있다. 그러나 그것은 잘못된 생각이다. 리듬은 존재한다. 리듬은 이미 내 안에 있다.

캐시어스 마셀러스 클레이 주니어라는 이름으로 태어난 무하마드 알리, 아마도 우리 시대의 가장 유명한 권투 선수에 대해 들어보았을 것이다. 그는 '링 위에서 춤을 추는' 듯한 가벼운 몸놀림과 특유의 격투 기술로 수많은 승리를 거뒀으며, 특히 1967년 베트남으로의 출국을 거부했다는 이유로 5년의 징역형을 선고받고 강제 추방당하기 전까지 수많은 승리를 거뒀다.

무하마드 알리는 공격력이 강하면서도 움직임이 가벼웠기에 리듬을 통달하였다. 그의 가장 유명하고 중요한 좌우명은 이를 뒷받침한다.

나비처럼 날아 벌처럼 쏘라

많은 비평가와 스포츠 기자들은 그의 격투 기술을 링에서 앞뒤, 좌우로 튀어 오르며 점프하는 진정한 춤으로 묘사했다. 우리는 요가에서도 동일한 우아함을 찾을 수 있다. 리듬 안에서는 주의를 기울여 행동할 준비가 되어있을 뿐만 아니라 무엇보다도 애쓰지 않고 이 모든 것을 해낼 수 있다. 사실 매트 위에서 요가 수련을 하든, 단순히 정원에서 풀을 긁어모으든, 노력의 부재는 자신이 하고 있는 일이 자연스러우며 자발적으로 일어난다는 확실한 증거가 된다. 말하자면 당신의 몸짓은 미래 없이 저절로 일어나는 것이다. 다음 선종의 이야기는 애쓰지 않으며 '행동하지 않고 행동한다'라는 것이 무엇을 의미하는지를 분명하게 보여준다.

일본의 한 선승과 그의 제자가 노가쿠_{일본의 가무극} 공연을 보러 극장에 갔다. 무대 위의 아버지와 아들은 우아하게 공연을 펼치며 일본 전역에서 온 관중들을 매료시켰다. 그러자 제자가 스승에게 "스승님, 아들의 실력이 아버지 못지않게 훌륭하네요. 둘의 실력 사이에 더 이상 차이가 없어요!"라고 말했다. 그러자 "그렇지 않다. 아들의 이마를 자세히 보면 땀방울이 여전히 맺혀 있다. 반면 아버지의 얼굴에는 애씀의 흔적이 없다"라고 선사가 제자에게 대답했다.

　　　　아버지는 리듬이었고, 가장 심오한 본질만을 남긴 채 자신과 하나가 되었으며, 자아를 내려놓았다. 자신 안에서 초월하여 긴장과 완벽한 해방을 표현하였다. 즉 전체와의 통합을 표현하였으며 그것이 곧 그의 삶이었다. 이것은 리듬을 타며 극단 사이에서 자신을 발견하는 것이다.

근막 밴드: 움직임에서의 바운스

리듬은 움직이는 근막 밴드와도 같다. 근막 밴드는 고무 밴드와 같아서 견인력에 따라 수축하고 팽창할 수 있다. 근막의 탄성에는 리듬이 있으며, 근막은 굴곡, 수축할 수 있는 고유한 능력의 정도에 따라 정확하게 기능이 존재한다. 근막은 결합조직이며, 우리 몸의 가장 큰 중심이다. 근막은 모든 근육, 뼈, 신경, 장기, 관절을 둘러싸고 있으며 해부학석으로 신체의 모든 부위를 연결하고 지지한다. 근막은 유동적인 장력 체계를 지니며, 그렇기에 진정으로 조화로운 하나의 장기와도 같다. 가히 정신과 신체의 지휘자라고 할 수 있겠다. 근막 조직은 콜라겐과 탄성 섬유(엘라스틴)로 구성되어 있다. 콜라겐은 조직이 이완(늘어남) 되었다가 다시 원래의 형태로 돌아가는 능력(장력과 이완)을 부여하는 역할을 한다. 엘라스틴은 매끈하고 반투명한 거미줄처럼 매우 강한 탄성을 가지고 있다. 또한 근막은 근육을 뼈(힘줄은 근막 시스템의 일부로 간주됨), 장기의 인대, 뼈를 감싸는 척추 디스크(디스크도 이 시스템의 일부로 간주됨)에 연결한다.

밴드는 다음과 같이 세 가지 기본 범주로 나뉜다.

1. 표층 근막 밴드

표층 근막은 몸 전체를 덮고 있는 가장 바깥쪽 층으로 진피 아래에 존재하며, 원통형 모양이다. 표면 근막은 느슨한 결합 조직 (피하조직이며, 내부에는 콜라겐과 더 많은 양의 탄성 섬유가 있음)과 지방질로 구성된다. 물과 지방을 저장하는 중요한 부위이자, 신경과 혈관이 지나가는 통로이며, 피부가 심부 근막 위로 미끄러질 수 있게 해준다. 이는 특히 움직임이 자유로운 관절과 손등에서 두드러지게 나타난다. 손등은 손가락을 움직이는 동안 피부의 움직임이 상당히 자유롭기 때문에 피부가 지신건 위로 쉽게 미끄러진다.

2. 심부 근막 밴드

심부 근막은 물결 모양처럼 보이는 경우가 많으며 고도로 조직화된 배열을 가진다. 표면 아래에 위치한 심부 근막 밴드는 서로 다른 방향의 결합 섬유(물결 모양의 콜라겐 섬유와 가로, 세로, 사선으로 배열된 탄성 섬유)가 겹쳐진 여러 층으로 구성되어 다양한 층에 서로 다른 생체 역학적 특성을 부여한다(예: 횡근은 심부 근막의 기초가 되는 부분이다). 심부 근막은 몸 (몸통과 팔다리) 주위에 다소 응집력 있는 원통형 층을 형성하고 동시에 근육의 바깥 부분을 덮는 막을 형성한다. 넓은 근막은 자세에 미치는 영향과 관련하여 심부 근막과 특히 관련이 있는 층이다.

3. 내장 근막 밴드

표층 근막 또는 심부 근막으로 분류되지 않는 근막을 말한다. 심부 근막 층과 표층 근막 사이의 중간 연결 층이다. 다양한 층 사이의 전환 영역으로, 움직임을 가능하게 한다. 피부가 미끄러질 수 있도록 표층 근막과 같은 '거미줄' 모양을 하고 있고, 지방은 없다.

근막 체계는 근육 그룹과 개별 근육 내에서 계속 확장하며 이어진다(근상막, 근주막, 근내막). 근내막은 개별 근육 섬유를 감싸고 연결하며 수축하는 동안 구조적, 기능적 역할을 한다. 근주막은 근육 조직을 감싸고, 담는 역할을 하며, 근막을 부분적으로 독립적으로 만들고, 협력근 섬유를 연결하여 힘줄에 힘을 전달하고 정지점 역할을 한다. 근상막은 전체 근육을 감싸고 힘을 전달하며, 미끄러지는 역할을 하고, 혈관-신경 구조를 수용하는 역할을 한다. 기본적으로 근육이 없는 근막을 가질 수는 있지만 근막 없는 근육을 가질 수는 없다.

근육 수축과 무게 부담으로 인한 긴장은 근막을 통해 인접한 조직과 멀리 떨어진 조직으로 퍼진다. 표층 근막은 장기를 제자리에 고정하고 상피 조직에 부착한다. 심부 근막은 축을 이루는 근막이다. 뇌막은 신경계를 둘러싸고 있다. 내장 근막은 장기를 둘러싸고 지지한다.

근막의 가장 중요한 특징 중 하나는 이 조직이 통증에 민감한 뉴런뿐만 아니라 여러 유형의 감각 뉴런으로 가득 차 있다는 것이다. 근막은 신경으로 가득 차 있어서 진정한 소통 조직이라고 할 수 있다. 근막은 근육보다 10배나 많은 감각 신경 수용체를 가진 가장 풍부하고 큰 감각 기관이라는 사실에 놀랄지도 모른다. 근막에는 다른 신체 부위보다 6배나 많은 고유 수용 감각 뉴런이 있다. 따라서 고유 수용성 감각 시스템이라 할 수 있다. 다시 말해, 공간에서 자신의 신체 위치를 이해할 수 있으며 신체 움직임과 조화롭고 유동적으로 상호 작용할 수 있도록 도와주는 도구가 되어준다. 공간에서 움직이는 방식이 바뀌면 몸은 물론 마음, 감정, 정신도 바뀐다.

즉, 신경말단으로 가득 찬 이 근막은 신체의 경직도에 중요한 영향을 미치며 앞서 언급한 긴장도를 결정한다. 신체 및 정서적으로 부적절한 스트레스를 받으면 근막은 방어 목적으로 보다 적극적으로 수축하여 더 큰 지지력을 제공하지만, 이러한 몸의 경직도는 시간이 지남에 따라 유연성을 떨어뜨리는 외피를 만들어 몸 안팎의 생명력의 흐름을 차단한다. 결과적으로 생각, 움직임, 감정도 경직된다.

따라서 근막은 공간에서 신체의 위치와 신체가 움직이는 방식을 인식하도록 해부학적 정보를 움직임으로 변환하는 것을 알아차리도록 도와준다.

무대에서 무용수가 움직이는 모습을 본 적이 있는가? 우아함, 유동성, 힘이 존재하면서도 노력의 흔적은 보이지 않는 가벼움의 상태를 '근막 균형'이라는 용어로 정의한다. 일본의 노극장에서 자신의 리듬에 맞춰 우아하게 움직이던 아버지는 근막의 균형이 몸에 배어 있었다.

이는 무엇을 의미할까? 근막에 대한 작업은 몸 전체, 몸의 완전성에 대한 작업을 의미하며 몸을 변화시킴으로써 마음을 변화시킬 수 있는 방법을 이해하게 한다. 우리의 가동성, 통합성 및 탄력은 근막의 수분 공급 방식에 의해 크게 결정된다. 특히 스펀지처럼 물을 흡수하고 다시 수분을 공급하는 콜라겐에 어떻게 수분이 공급되느냐에 달려 있다. 근막에 수분을 공급하려면 하루에 1리터의 물을 더 마시는 것이 아니라 모든 종류의 결합 조직을 포함하여 신체에서 가장 소외되고 협착되어 있는 구석의 부위까지 모든 가능성을 열어두고 몸을 움직임으로서 수분을 공급해야 한다. 특히 수분 가득한 근막을 유지하려면 모든 오다카 수련의 전형적인 특징인 긴장과 이완 사이의 균형을 유지하면서 신체가 조화롭게 움직여야 한다.

따라서 신체가 수축과 이완의 리듬에 따라 움직이는 것, 그리고 부동不動과 과도한 하중 부담 사이의 균형을 유지하는 것이 중요하다. 근막은 회복되고 수분이 공급되는 데 시간이 걸리는 반면, 매우 짧은 시간 내에 딜수되고 수축한다. 근막을 스펀지라고 상상해보자. 과도하게 수련을 하면 근막이 너무 많이 압박되어, 근막 안에 남아있는 마지막 한 방울의 수분까지 잃게 되어 신체적 외상이 발생할 가능성을 크게 높인다.

이를 방지하기 위해서는 우리 삶에 필수적인 수분이 근육 섬유에 새로이 차오르도록 일정 기간의 이완을 필요로 한다. 지속적으로 스트레칭을 하면 근막의 수축이 풀리면서 에너지와 열이 방출되어 몸 전체로 흐르고 발산되기 시작한다. 적절한 회복 시간을 통해 수련하는 날과 수련하지 않는 날 사이의 균형을 맞추는 것이 중요하다. 실제로 회복을 통해 근막에 수분이 보충된다. 근막 밴드에 수분을 공급하는 것은 절대 사소한 일이 아니다. 이 조직은 신체·정서적 스트레스, 신체·정서적 외상, 스포츠, 업무 및 일상생활에서의 과도한 운동, 비대칭 스포츠, 잘못된 자세 습관, 잘못된 식단, 적절치 않은 환경과 같은 여러 요인으로 인해 뻣뻣해지고 치밀해질 수 있기 때문이다. 이러한 결과로 우리는 광범위한 통증, 수축, 긴장, 뻣뻣함, 움직임의 제한, 장기의 문제를 겪을 수 있다. 또한 근막 밴드는 에너지를 저장하고 복원하며 매우 강한 탄성을 가지고 있다.

근막의 탄력을 높이는 유일한 방법은 걷기, 달리기, 바운스 등 리듬감 있는 진동의 움직임을 만드는 것이다. 이것이 바로 리듬이 움직이는 근막 밴드와 같다고 말할 때 의미하는 바이다. 오다카에서는 움직일 때 항상 해당 자세와 관련이 있는 신체 부위와 반대되는 신체 부위부터 움직이기 시작한다. 이와 같이 움직이는 의도는 스트레칭이 주동근과 길항근 사이의 반동의 결과라는 점에 근거한다. 근막이라는 개념은 단순히 거친 감각에서 멈춰 주저하는 것이 아니라, 미묘하고 통합된 방식으로 일부분이 아닌 신체 전반적으로 움직이는 것과 같다. 이 개념은 요가 철학을 완벽하게 구현한다.

예를 들어, 대퇴 이두근이 늘어나다가 한계에 도달하면, 신체는 이 상황을 위험하다고 인식하고 결과적으로 수축하게 된다. 그렇기에 계속해서 스트레칭을 하는 것은 의미가 없다. 일반적으로 우리는 무언가를 성취하기 위해 억지로 힘을 쓰는 데 익숙하다. 하지만 이 경우 긴장은 특히 근육 수준에서 한계가 있다는 것을 알려주기 때문에 반드시 존중해야 하는 중요한 신호이다. 스트레칭을 발전시키기 위해서는 영향을 받는 부위를 강제로 몰아붙이기보다는 이완하는 법을 배워야 한다. 과도하게 스트레칭하면 근막은 신체를 더 강하게 지탱하기 위해서 경직되기 때문에 스트레칭이 되기보다는 오히려 더 수축하게 된다.

　　이 경우, 반대로 내전근을 자극해 볼 수 있다. 내전근은 근막을 통해 대퇴 이두근과 골반 기저근에 연결된다. 이러한 방식으로 신체를 유도함으로써 수련의 방식을 전환하고 대퇴 이두근에 과부하가 걸리지 않도록 할 수 있다. 다른 곳을 바라보기보다는 그대로 평온하게 받아들이는 편이 훨씬 더 도움이 될 것이다. 한계는 거부할 대상이 아니다. 오다카 요가뿐만 아니라 도교, 선, 힌두교 철학에서도 발견되는 이 발상은 반대에 집중하는 것이다. 각 동작은 그 반대의 동작을 수반한다. 예를 들어 앞으로 몸을 구부리려면 백워시 웨이브를 통해 동작에 다가간다.

　　사실 근막 밴드는 매우 지능적인 근육 섬유이며 부드럽게 내려놓는 것을 좋아한다. 움직임이 갑작스러우면 수축하고 때로는 끊어지기도 한다. 따라서 반대 동작은 근막 밴드를 이완시키고 에너지를 충전한 후 동작으로 들어가기 때문에 그 가능성을 높이고 자세를 향상시키려는 의도를 가지고 있다. 이 접근 방식의 핵심은 움직임이 힘, 지렛대, 균형의 작용 결과라는 인식에서 출발하여 골질 스트레스의 분포, 관절 수준에서의 작용, 움직이고 자세를 유지하는 중에 근육의 참여 대한 관심에 있다. 더불어, 오다카 수련법의 핵심은 자세를 취하기 전의 움직임의 단계에 주목하는 것이다. 즉, 파탄잘리가 "스티라 수캄 아사남sthira sukham asanam, 요가수트라 2.46"으로 묘사한 '안정적이고 편안한 자세에서 편히 쉴 수 있도록 자세를 취할 때' 올바르게 움직일 수 있기 때문에 신체가 긴장감, 불편함 또는 통증 없이 자신을 찾을 수 있게 된다.

전굴 동작은 골격이 공간에 최적으로 배치되어 자세에서 골격 구조의 최대 잠재력을 활용할 수 있도록 팔다리와 근육의 적극적인 개입을 필요로 한다. 여기서 백워시 동작을 하면 움직임이 넓어지며, (영향을 받는 관절과 관련된 관절의 수준에서) 긴장이 제거되어 움직일 때 활성화되는 근육이 수축되거나 과도하게 확장되지 않도록 돕는다.

근막 밴드를 잘 움직이기 위해서는 리듬을 수련해야 한다. 바운스는 신체의 반응성, 에너지를 방출하는 능력을 자극하고 몸을 가볍고 날렵하게 만드는 역할을 한다. 다시 말하지만, 바운스는 주의력이 있고 현존하는 상태에서의 작은 반동이다. 오다카 요가에서 바운스를 하다 보면 정지한 것처럼 인식되는 순간이 있다. 바로 그 순간, 집중의 상태가 유지되면서도 마음을 내려놓게 되며, 움직임을 제어하지 않게 된다. 이 과정을 통해 우리의 몸과 마음, 그리고 감각에 존재하는 가장 자연스러운 지능을 신뢰하게 된다. 이 지능은 종종 초자연적이라고 여겨지지만 사실은 비밀스럽게도 우리의 가장 깊은 본질이기도 하다. 그리고 바로 이 정지된 순간, 움직임의 잠재력이 스스로 드러난다. 이는 시작일 뿐이다.

수련을 위한 팁

창의성은 오다카 요가의 시퀀스를 관통하는 표어이다. 창의성은 내면에서 흘러나오며, 이러한 창의성은 플로우를 내려놓는 능력을 반영한다. 동작과 동작 사이에 멈춰 있는 순간, 영원한 현재로 돌아가는 순간을 구현하기 때문이다.

　　아사나로 시퀀스를 만들 수 있는 몇 가지 고정된 패턴이 있는 동시에 파도의 움직임에서 영감을 받음으로써 오다카 방법론의 가장 중요한 특징 중 하나인 창의적인 유동성을 발휘할 수 있는 공간이 생겨난다.

　　실제로 모든 강사는 시퀀스를 수행하는 동안 고정된 패턴으로 인한 제약 없이, 경직되지 않은 움직임을 통해 스스로를 표현하며, 특히 앞에 있는 수련자들을 향하여 그 순간에 느껴지는 감정을 구현하면서 완전히 자유롭게 자신을 표현할 수 있다. 수업은 어떤 에너지를 표현하는가? 그 순간에 필요한 것은 무엇인가? 새로운 에너지를 받아들여 수련하고 있는 학생들의 필요에 맞춘 새로운 시퀀스를 만들 수 있는 능력이 있는가? 이 질문은 오다카 요가 교사에게 필요한 지침이다.

　　가장 중요한 것은 반복적인 움직임으로 인한 스트레스가 신체에 가해지지 않도록 하면서도 에너지의 아름다운 흐름과 함께 해부학적 정렬의 원칙을 유지하며 지속적으로 유동적인 표현을 창조하는 것이다.

　　아사나 수련은 매 순간 현존하며 자유로움과 완전함을 느끼는 과정이며, 이를 통해 살아있음, 그리고 활력이 넘침을 경험하고, 깊은 행복을 느끼게 된다. 결국 이는 일상에 녹아있는 매일의 역동성을 반영한다. 인도인들은 삶의 본질인 지속적이고 영원한 변화를 인식할 수 있는 능력으로 전변설轉變說, parinamavada ● 을 이야기한다.

● **전변설 轉變說 parinamavada** 우주 일체는 하나의 실재(實在)가 스스로 변화하여 생성된 것이라는 학설. 고대 인도의 우파니샤드 철학의 중심 사상이다.

의식적인 움직임을 통해 모든 움직임은 그 자체로 하나의 시퀀스가 된다. 변화의 개념은 시퀀스에서 특히 중요한데, 이는 현재 자신이 어디에 있는지 인식하고 자신에게 집중할 수 있게 해주기 때문이다.

이러한 이유로 오다카 시퀀스에서는 변화를 인식하는 순간이 바로 전환의 순간이기 때문에 한 자세에서 다른 자세로의 전환, 즉 파도 동작을 통한 전환을 매우 중요하게 여긴다. 이 의식 상태에서 몸은 이전 자세에서 벗어남과 동시에 유연하게 다음 자세를 취할 준비를 하고 있다. 사실, 많은 수련자들이 아사나에 들어가거나 나올 때 부상을 입는다. 한편, 데시카차르는 이렇게 말하곤 했다.

나무를 오르는 방법을 아는 것만으로는 충분하지 않다.
내려갈 줄도 알아야 한다

자세에 빠져나오기 전에도 깊은 에너지의 존재감을 가지고 있는 것은 중요하다. 이를 위해 바닥에 닿아 있는 신체 부위에 의식을 집중하는 것이 필요하다. 그러므로, 자세에서 빠져나오기 위해 몸을 뻗어내는 동시에 뿌리내리는 느낌을 유지해야 한다. 수련하는 동안 긴장도 이완도 아닌 상태에서 뿌리내리면서도 확장하는 것, 그리고 자세를 놓아주는 능력은 애쓰지 않으며 유동적으로 시퀀스를 수행하는 데 기초가 된다. 이러한 방식은 움직임에 완전히 연결되며 의식을

갖고 있도록 하며 아사나뿐만 아니라 움직임이 변환하는 동안에도 높은 강도의 수련과 동시에 유동성을 수반하게 된다.

　　　인간은 역동적인 존재이며, 아사나는 이러한 본연의 특성을 표현하되, 억압하지 않아야 한다. 시퀀스 개발은 개인의 창의력에 맡기되, 건설적이고 균형 잡힌 시퀀스를 만들기 위한 가이드라인을 제시하여 항상 효과적으로 사용할 수 있는 템플릿을 구축하는 것이 중요하다. 이 템플릿은 중심을 잡는 것과 태양 경배 자세 외에도 한 아사나 그룹에서 다른 그룹으로 원활하게 전환할 수 있는 시퀀스 내의 핵심 단계, 즉 '서핑 스팟'에 기반한다.

기본 템플릿

앉은 자세

미골의 중심을 잡고 흔들며 볼텍스의 파동을 통해 부드러운 트위스트가 일어나도록 한다.

테이블 자세

포인트 브레이크 웨이브를 통해 부드럽게 움직인다.

오다카 태양 경배

고전적인 태양 경배 자세에 5가지 파도 동작을 더해 척추의 골격과 근육 사슬을 최적화하는 풍부한 동작으로 이루어진다.

기 플로우

무술의 에너지 흐름에서 영감을 얻은 시퀀스이다. 이러한 동작은 프라나를 활성화하는 것 외에도 생각의 흐름을 늦추고 움직이는 '명상적인 마음'의 상태를 만들 수 있다. 기 플로우의 순서는 12개의 흡기 근육과 8개의 호기 근육에 모두 영향을 미치며 최적의 호흡을 위한 토대를 마련한다.

한쪽 다리로 균형을 잡는 시바 서핑 스팟

시바의 우주 춤인 탄다바 자세로 대표되는 서핑 스팟이다. 이 서핑 스팟은 허리와 골반 근육의 정렬을 손상시키지 않고 균형 잡힌 시퀀스를 만들기 위해 만들어졌다.

서서 하는 워리어 서핑 스팟

무술의 영혼이다. 복부 단전으로 중심을 잡기 위해 고안됐다. 이 동작은 무게 중심에서 시작하여 몸을 다양한 방향으로 움직여(요가는 보통 한 방향으로 움직임) 안정성을 잃지 않고 서서 하는 전사 자세, 사이드 앵글 및 트라이앵글 자세를 완벽한 정렬로 전환할 수 있는 동작이다.

코어 근육의 기능적 움직임을 위한 브라마 서핑 스팟

앞발의 스쿼트 자세 (한 손은 단전, 다른 손은 심장 위에 둔다)로 표현된다.

비슈누 서핑 스팟 (후면 확장, 앞으로 굽힘, 비틀기 및 역 자세)

이 서핑 스팟의 특징은 다리가 비대칭적으로 놓인다는 것이다. 이를 통해, 수축된 코어와 허리를 이완시켜 과부하가 발생한 경우 카운터 자세의 기능을 수행할 수 있다. 또한 다리와 골반의 위치는 수련자로 하여금 지면 위에서 유동적으로 포즈를 취할 수 있도록 한다.

사바사나

명상과 마지막 이완

아사나 그룹에 따른 구분

시퀀스를 만드는 방법을 잘 배우기 위해서는 동일한 해부학적 특성을 갖는 정렬 그룹의 속성을 따라야 한다.

전굴 아사나

이 시퀀스에는 회복을 돕는 자세가 있다. 전굴 자세는 뱃속의 태아처럼 척추의 곡선을 재현하기 때문에 자신과의 깊은 연결을 유도한다. 특히 후굴과 같은 격렬한 자세의 균형을 맞추는 데 이상적이며, 주로 다리 근육이 이미 스트레스를 받은 시점인 수업 후반부에 바닥에서 진행된다. 요가 수업은 앞으로 구부린 다음(절대 후굴로 수업을 끝내서는 안 된다) 트위스트를 통해 척추를 다시 중립으로 돌려놓는 동작으로 마무리해야 한다.

고관절 여는 아사나

고관절 굴곡근과 내전근을 열어야 하는 자세의 무릎과 다리의 균형을 잡는 데 탁월한 아사나이다. 고관절의 외회전 자세와 내회전 자세로 나뉜다. 고관절 굴곡근의 단축과 대퇴 골두가 골반에서 이동하는 것을 방지하기 위해 항상 내회전 자세로 끝내야 한다. 이 자세는 팔을 사용한 자세와 후굴 자세 이후 신체 전체가 깊게 통합될 수 있도록 허용한다.

서서 하는 아사나

수업 전반부의 시퀀스에 포함된다. 일반적으로 두 가지 범주로 나뉘며 둘 다 사용해야 한다.

- 허벅지와 골반의 내부 근육을 늘리면서 외부 회전근과 내전근을 강화하는 대퇴골 외전
: 우티타 파리브리타 트리코나사나, 비라바드라사나 I 및 III.

- 외회전근과 외전근을 신장시키며, 내전근과 내회전근을 강화하는 대퇴골의 내회전 (또는 중립) 동작
: 파르스보타나아사나.

균형 아사나

몸통과 다리의 앞쪽 근육을 단련하고 강화하는 데 매우 유용하다. 등 근육을 강화하고 조율하여 골반과 척추와 관련하여 무게 중심 전체와 허리에 안정성과 힘을 주이 균형을 만둔다. 균형 자세는 다리를 따뜻하게 하고 다리를 길게 늘려 서 있는 자세와 마음을 진정시키고 안정시켜 몸과 마음의 균형을 유지할 수 있도록 하는 기 플로우가 끝난 후 시바 서핑 스팟이 포함된 시퀀스에 사용된다.

트위스트 아사나

전굴, 등과 측면의 확장을 통해 몸통 근육을 이완하고 준비한 후 부드럽고 열린 트위스트로 시작한 다음 닫힌 트위스트로 마무리하는 것이 특히 효과적이며, 강렬한 트위스트로 이어질 수 있다. 이때 등의 깊은 근육도 함께 사용된다. 척추를 중립 위치로 가져오는 트위스트는 언제든지 시퀀스의 카운터 동작으로 사용할 수 있다.

후굴 아사나

후면 확장에는 두 가지 유형이 있다.

- 견인: 우스트라사나 (중력을 따르는 동작)
  몸의 전면 근육이 편심 수축하여 중력에 의한 움직임을 제어한 다음 이완하여 자세를 깊게 한다.

- 수축: 다누라사나 (중력을 거스르는 동작)

중력을 따르는 후면 확장은 일반적으로 몸 뒤쪽의 깊고 표면 근육을 강화하기 때문에 수업의 초반부에 수행되는 반면 중력을 거스르는 확장은 몸이 가열되고 준비되었을 때 수행한다. 복부나 코어가 너무 활성화되어있으면 척추와 가슴이 늘어나지 않으며 실제로 많은 코어 작업 후에는 후굴을 수행하지 않고, 부드럽게 트위스트 해야 한다는 점을 명심해야 한다. 후굴을 위한 또 다른 중요한 것은 대퇴사두근과 요근(오른쪽 대퇴 연결 요근)을 스트레칭하고 어깨를 열어 근육 구조를 준비하는 것이다.
반대 동작으로 고무카사나와 같은 부드러운 트위스트가 사용된다. 이는, 외회전근과 이상근을 늘려 천장골의 압박을 없애고 허리를 이완시키는 데 도움이 되며, 강한 트위스트나 전굴 동작으로 이어간다.

암 밸런스 아사나

암 밸런스 아사나는 브라마 서핑 스팟과 함께 시퀀스에 삽입된다. 브라마 서핑 스팟은 이미 이전에 준비된 코어와 어깨 근육을 활성화시킨다. 이는 수업의 하이라이트이다. 암 밸런스 자세는 후굴을 위한 준비 동작이지만 (어깨 근육의 스트레칭과 함께 어깨 근육을 안정화하기 때문) 코어를 활성화한 후 뒤로 깊게 확장하지 않는 것이 중요하다. 먼저 복부를 부드럽게 트위스트 하여 척추를 압박하지 않고 복부를 이완하는 것이 가장 좋다.

한국 독자 여러분께 드리는 진심 어린 편지

'**물의 요가 오다카**'의 한국어판 출간을 진심으로 축하드립니다. 이 책이 한국 독자 여러분께 전해질 수 있게 되어 더없이 기쁘고 감사한 마음입니다. 몸과 마음, 그리고 영혼의 깊은 연결과 바다의 유연함에서 영감을 받은 오다카 요가의 수련법이 이제 한국 독자 여러분께 가닿게 되어 벅찬 자부심과 설렘을 느낍니다.

사랑하는 한국의 학생들, 수련자들, 그리고 요가를 사랑하는 모든 분들! 여러분은 이 여정의 진정한 주인공입니다. 호기심과 헌신, 그리고 내적 성장을 향한 열망을 품는다면, 이 책의 가르침은 여러분의 삶 속에서 살아 숨 쉴 것입니다. 이 수련법을 통해 마음 챙김과 강인함, 그리고 평온함으로 가득 찬 현재의 순간을 발견하시길 진심으로 기원합니다.

그리고 무엇보다도 이 책의 출간을 위해 헌신하신 수 편집자님과 김서지 번역가님께 깊은 감사를 전합니다. 두 분의 열정과 세심한 노력이 있었기에 오다카 요가의 가르침이 한국 독자들에게 생생하게 전해질 수 있었습니다.

오다카 요가의 물결이 여러분을 조화롭고 균형 잡힌, 그리고 영감으로 가득한 삶으로 이끌어주기를 바랍니다. 이 메시지를 따뜻한 마음으로 읽어주신 여러분께, 그리고 함께해 주신 모든 분들께 진심 어린 감사를 전합니다.

깊은 감사와 사랑을 담아,
로베르토와 프란체스카 드림

물의 요가 오다카

펴낸날 2025년 7월 28일
펴낸곳 흐르는삶 (아가스트 아트 스튜디오의 출판사)
지은이 프란체스카 카시아, 로베르토 밀레티
       (FRANCESCA CASSIA, ROBERTO MILLETTI)
옮긴이 김서지
펴낸이 윤진서
편집 윤진서
디자인 이공삼(203)
전자우편 flowlifepress@gmail.com
인스타그램 @flowlifepress
출판등록 제 395-2025-000199호 (2025년 7월 21일)

© FLOW LIFE PRESS 2025

ISBN 979-11-993888-0-2 03690

본 책 내용의 전부 또는 일부를 재사용하려면
반드시 저작권자의 동의를 받으셔야 합니다.